LA PHYSIOLOGIE DE LA LIBERTÉ.

IMPRIMERIE DE POUSSIN,
Rue de la Tabletterie, n. 9.

TRAITÉ

DE

MÉDECINE LÉGALE

RELATIF

A LA GÉNÉRATION;

OUVRAGE dans lequel seront amplement exposées toutes les connaissances qu'il importe aux juges, aux jurés et aux avocats de connaître sur la *virginité*, la *défloration*, le *viol*, l'*impuissance*, la *stérilité*, la *puberté*, l'*infection syphilitique*, la *grossesse*, les *fausses-couches*, l'*avortement provoqué*, l'*accouchement*, l'*infanticide*, etc., etc.

PAR MOREL (DE RUBEMPRÉ),

Docteur-médecin de la Faculté de Paris, membre de plusieurs sociétés savantes, auteur du CODE DE LA GÉNÉRATION UNIVERSELLE, de l'ART DE GUÉRIR L'IMPUISSANCE, etc., etc.

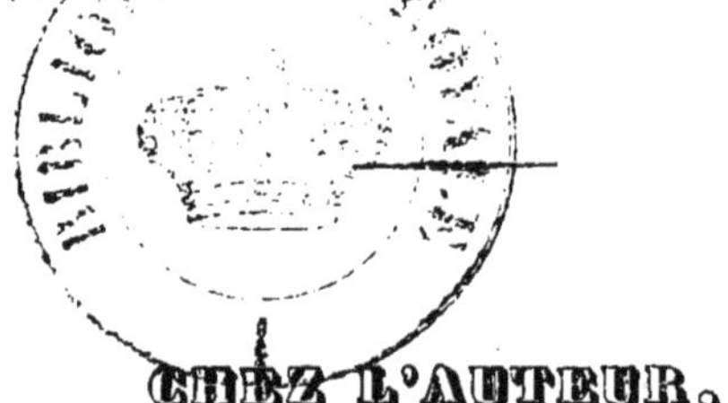

CHEZ L'AUTEUR,

Rue Saint-Martin, n° 34 (Maison et passage Jabach).

P. S. Le *cabinet de consultations* du docteur Morel est ouvert tous les jours en son susdit domicile, *de dix à quatre heures*.

AUX MANES

DU

Docteur CABANIS!

CET

ILLUSTRE RESTAURATEUR

DE

LA PHYSIOLOGIE INTELLECTUELLE,

DE LA PHILOSOPHIE RATIONNELLE

ET DES SCIENCES MORALES.

Morel. D. M. P.

LA

PHYSIOLOGIE

DE

LA LIBERTÉ,

OU

TABLEAU MÉDICO-PHILOSOPHIQUE

DES DROITS NATURELS

ET DES FACULTÉS PHYSIQUES ET MORALES

DE L'HOMME;

Par le Docteur **MOREL** (de Rubempré).

> C'est peu que la physique de l'homme fournisse les bases de la philosophie rationnelle, il faut qu'elle fournisse encore celles de la morale : *la saine raison ne peut les chercher ailleurs.*
>
> CABANIS.

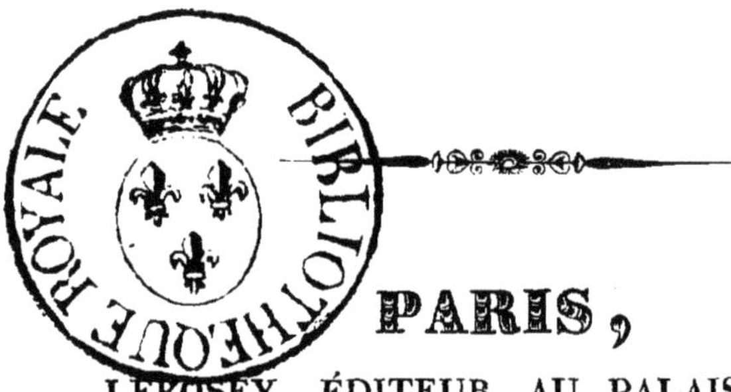

PARIS,

LEROSEY, ÉDITEUR, AU PALAIS-ROYAL,

Galerie d'Orléans, Péristyle Montpensier;

ET L'AUTEUR, RUE SAINT-MARTIN, N°. 34.

1830.

DISCOURS

ANALYTIQUE

SUR LES PRINCIPALES MATIÈRES TRAITÉES

DANS

CET OUVRAGE.

(Les mots écrits en caractères italiques indiquent les matières dont il a été le plus amplement traité dans le cours de l'ouvrage.)

L'HOMME, cette machine vivante la plus compliquée, la plus belle et la plus curieuse de toutes celles qui figurent dans l'universalité des êtres de la nature, présente à nos études deux ordres de phénomènes distincts, tous également intéressans pour le médecin, le philosophe, le moraliste et le publiciste : les uns *physiques* et *chimiques*, les autres *vitaux*.

Aux premiers président ces *lois immuables* qui régissent la nature entière, depuis l'astre du jour jusqu'au plus simple des minéraux, et que nous désignons sous les dénominations d'*atraction*, de *pesanteur*, etc. Les seconds émanent de ces trois facultés vitales que la physiologie appelle *sensibilité*, *caloricité* et *contractilité*.

Les phénomènes vitaux se distinguent eux-mêmes en actes *instinctifs* et en actes *intellectuels*. Qu'est-ce que l'*instinct?* Qu'est-ce que l'*intelligence?* Quels rapports existent entre l'homme et les *animaux?* — Chacun de ces phénomènes a pour but la conservation et le bien-être de l'individu, ainsi que la propagation de l'espèce.

Certains sentimens, parmi lesquels figurent en première ligne le *plaisir* et la *douleur*, mettent en jeu les différentes pièces de la machine destinées à établir les rapports de l'homme avec lui-même ou avec les différens êtres susceptibles d'agir sur son économie. Dans le premier existe le *bien-être*, dans le second, le *malaise*, l'*inquiétude*, etc., ou, si l'on veut, l'un constitue le *bonheur*, et l'autre, le *malheur*. L'un et l'autre forment le mobile de tous les actes humains.

Des organes dits *sens externes*, *sens internes* et *nerfs*, transmettent au cerveau les différentes impressions produites sur l'économie par les divers *agens* avec lesquels nous nous trouvons en relation.

L'*appareil musculaire* est la puissance qui vient mettre l'homme dans des rapports convenables avec les différens *modificateurs naturels* ou *accidentels* de la machine vivante.

Le *cerveau*, centre de toute *sensation percevante*, est l'agent de tout mouvement, par le moyen des nerfs qui partent de sa substance pour aller animer les *muscles* et le reste du corps.

Ainsi, nulle *sensation* ne peut avoir lieu sans nerfs, sans cerveau et sans modificateurs. Toute partie, en effet, privée de l'influence de ce viscère important, perd toute sensibilité, toute action, se flétrit et se sépare du vif.

Nos différentes *idées* ne consistant toutes qu'en des sensations plus ou moins fortement perçues par l'*encéphale*, il s'ensuit qu'il ne peut exister aucune idée sans les sens, les nerfs et le premier organe.

Les différentes *fonctions* dites *intellectuelles*, ne pouvant s'exercer que sur des idées, il s'ensuit encore que la *mémoire*, la *comparaison*, le *jugement*, le *raisonnement*, etc., ne pourraient avoir lieu sans le secours des sens, des nerfs et de l'encéphale. Par conséquent encore, *nulle connaissance, ignorance absolue*, sans ces mêmes organes.

Le bien-être et le malaise ne peuvent résulter que de la nature des *impressions* opérées sur notre être par les modificateurs de l'économie, modificateurs qui sont particulièrement le *feu*, l'*air*, le *fluide électrique*, les *alimens*, et toutes les substances, en un mot, capables d'entretenir la *santé* ou de causer des *maladies*.

Cette dépendance, dans laquelle se trouve placée l'économie par rapport aux modificateurs, constitue l'ensemble des nombreux *besoins* auxquels la machine humaine est soumise.

Chacun des besoins de l'homme ne peut être satisfait sans la possession d'une *faculté correspondante à celui-ci.* Ainsi, à la nécessité d'éviter l'approche d'un être malfaisant, se trouve annexée la *puissance locomotrice* ou *musculaire.* De même qu'il n'est point d'idée sans sensation, de même il n'est point de besoin sans faculté.

Les facultés de l'homme ayant pour but la satisfaction d'un besoin naturel, sa conservation et son bien-être, nul doute que chacun n'ait le droit de les faire concourir toutes à sa *félicité. Sentiment, besoin, faculté et droit, sont quatre choses aussi sacrées et aussi inviolables qu'elles sont inséparables.*

Il est un grand nombre de *besoins essentiels au maintien de l'existence et au bonheur,* que les hommes ne pourraient satisfaire sans se réunir en *société*. A ce grand besoin se trouve annexée cette autre faculté connue sous le nom de *sociabilité*. La *sympathie morale* est le sentiment qui en forme les nœuds.

Les grandes et nombreuses difficultés que les hommes éprouvent naturellement à satisfaire leurs besoins, et à se procurer tous les biens indispensables au bonheur, rendent nécessaires chez eux le déploiement d'une dose considérable d'*intelligence*, d'*industrie*, d'*esprit d'invention*, de *génie*, etc. A ces autres besoins se trouvent annexées ces facultés connues sous les dénominations de *raison*, *perfectibilité*, etc. Donc l'homme est éminemment intelligent, raisonnable, laborieux, industrieux et perfectible.

L'homme collectif possède les mêmes droits que *l'homme isolé*; c'est-à-dire, de même que chaque individu a le droit de faire concourir toutes ses facultés à son bien-être, de même la *société* est investie de celui de faire concourir à sa félicité tous les avantages qu'elle s'est créés par cette association de force physique, de lumières, d'expérience, etc. Nier ce droit à la société serait une absurdité aussi grande que contester à un être vivant quelconque celui de respirer librement le fluide bienfaisant dont la nature prit soin de l'entourer pour le maintien de son existence. C'est toujours, répétons-le, la faculté inhérente au besoin, le droit annexé à la faculté.

Multiplier ses moyens de jouissance, se mettre en état de repousser toutes causes de destruction ou de malaise, *faire le bonheur de tous les individus*, tel est le but principal et constant des hommes qui se forment en société. Parmi les différens moyens capables de conduire les nations à ce grand résultat, il en est de plus ou moins expéditifs, de plus ou moins sûrs, de plus ou moins infaillibles, etc. : donc il devra toujours y avoir *élection de voies de bonheur commun.*

Or, de même que le choix de tel ou tel aliment, de telle ou telle demeure, est un droit éternellement acquis à tout homme isolé, et qu'il ne pourra le faire que d'une manière conforme à son existence et à son bonheur, de même le choix des différentes voies capables de conduire au bonheur commun ne peut appartenir qu'aux nations elles-mêmes, et ne peut jamais être contraire au but qui les anime.

Au besoin de la société entière de choisir les différentes voies capables de la conduire à la félicité, se trouve annexé cet ensemble de facultés dites *discernement, clairvoyance, sagacité, moralité,* etc., etc. : donc l'homme collectif est infiniment éclairé et vertueux; donc *l'opinion publique* ne peut jamais errer; donc le *jugement des nations est infaillible* toutes les fois qu'elles ont à prononcer sur les *idées premières,* c'est-à-dire, celles d'ordre, de *bien public,* de *justice,* d'*honneur,* etc. Ce sont toujours les facultés inhérentes aux *besoins sociaux.* Donc encore, nous ne pourrons considérer comme raisonnables, légitimes et obligatoires, que les *institutions* et les *lois* ratifiées par les *peuples* ou leurs *représentans.*

A la satisfaction des besoins sociaux et à la félicité commune, président encore quelques autres *sentimens inhérens à la nature humaine,* tels que *l'amour de l'estime et de la considération publiques, le patriotisme, l'amour de la liberté, l'esprit d'égalité, la haine de la tyrannie et du despotisme, le désir du bien-être de chacun des membres du grand corps, celui de secourir le malheur, etc., etc.*

Si telle est la nature de l'immense majorité des hommes, il est loin d'en être ainsi pour un certain nombre d'individus : différentes circonstances accidentelles, telles qu'*une organisation fâcheuse, certaines perversions morales, une éducation vicieuse, l'ignorance, la superstition, le fanatisme, la paresse, l'envie, l'ambition, etc.*, sont susceptibles de porter un certain nombre de citoyens ou d'étrangers à troubler la félicité publique ou privée. La société ne s'étant constituée que pour le bonheur de tous, sentira dès lors la nécessité d'adopter des *lois répressives de l'immoralité,* qu'elle rendra obligatoires pour tous. *Besoin de lois écrites, esprit de législation, lumières suffisantes pour les voter et les discuter, droit inaliénable de les porter et de les faire exécuter à son gré,* sont autant de besoins, de facultés, de *connaissances* et de droits naturels aux hommes formant une *patrie.*

Tout homme vivant en société possède les mêmes droits que nous lui reconnaissons dans l'état le plus sauvage. *Porter ses pas et établir sa demeure partout où bon lui semble, se livrer sans entraves à tous les travaux nécessaires à son bien-être, exercer toute profession de son choix, et de la manière qu'il le juge bon, tuer de sa propre main tout individu qui viendrait attenter à ses jours, et contre lequel il n'aurait pas d'autre moyen de défense, se marier à sa fantaisie, élever et instruire ses enfans à sa guise, commercer de la manière qu'il le juge convenable, faire de toutes ses propriétés l'usage qu'il lui plaît, inventer, s'instruire, se perfectionner, professer ses opinions religieuses selon sa conscience, adopter le culte qu'il juge le plus raisonable, travailler à faire des prosélytes, exprimer toutes ses pensées, soit par la parole, soit par les auxiliaires de cette faculté: tels sont les droits que tous possèdent,* et que nul n'a la faculté de ravir à aucun membre de la société, dès l'instant où il ne s'écarte pas des limites des lois.

Dès l'instant où un homme consent à vivre sous les lois tutélaires d'une nation quelconque, il en devient citoyen, et contracte par-là l'obligation de se soumettre à chacune de ces lois, en même temps qu'il acquiert le droit d'en recevoir tous les bienfaits. Dès lors la société est investie du pouvoir de contraindre chacun de ses membres à les observer, par toutes les mesures que lui suggéreront sa justice, sa raison et sa moralité. *Esprit de conservation et de félicité publiques, esprit de répression des actes immoraux, lumières suffisantes pour prononcer sur la culpabilité des accusés, droit réservé à elle seule de porter des lois et des arrêts à ce relatifs.*

L'homme étant naturellement juste et bon, nulles autres causes qu'une *organisation fâcheuse, certaines perversions morales*, *des exemples scandaleux, l'ignorance, la misère, les injustices, la folie, etc.*, ne peuvent porter un membre de la société à violer *les lois de l'État et de la saine morale,* puisque les actes contraires à ces principes de félicité ne peuvent lui devenir favorables en aucun cas. Donc le but de toute *législation, de toute privation de liberté individuelle et de tout système pénal*, ne doit tendre qu'à faire disparaître ces causes *accidentelles d'immoralité. Or, la peine de mort* enlève au coupable tout moyen de repentir et d'amélioration: donc elle ne peut être l'œuvre d'une *nation éclairée.*

Il est un droit que nulle loi ne viendra jamais ravir à l'homme, *la faculté d'émettre librement son opinion sur la forme du gouvernement dont il est citoyen,* pourvu qu'il ne lui porte aucune atteinte par la force physique, ou des provocations directes. Soumis aux lois de l'État, forcé de contribuer par ses biens, sa personne, ses enfans, à l'action pleine et entière du *pouvoir exécutif*, chaque citoyen n'a-t-il pas le droit incontestable d'émettre franchement toutes ses opinions sur les puissances qui le régissent? Des discussions de cette nature, quelque erronées, quelque extravagantes qu'on les suppose, ne peuvent en aucun cas porter la moindre atteinte au bien public, et encore moins à la forme du gouvernement. Elles seront même d'autant moins dangereuses qu'elles s'écarteront plus de la vérité et du bon sens ; parce qu'alors elles se réfuteront d'elles-mêmes, et n'auront d'autre résultat que d'attirer la risée publique sur leurs auteurs. Une nation ne peut jamais errer sur les grandes vérités qui touchent l'ordre, la justice, l'excellence d'un gouvernement, la conduite du pouvoir exécutif, et la félicité publique. De bonnes institutions sagement exécutées, ne peuvent jamais courir le moindre péril. Il n'est point d'exemple qu'un peuple ait jamais voulu se ravir à lui-même les sources de sa force, de sa prospérité et de son bonheur. Que cent mille auteurs, par exemple, plus éloquens encore que les Démosthènes, les Cicéron, les Bossuet et les Mirabeau, répandent avec profusion des écrits des plus artistement composés, tendant à porter à la révolte les heureux habitans des États-Unis et des Pays-Bas, les Anglais et les Français, etc., contre les institutions qui les régissent actuellement, ainsi que contre les chefs suprêmes qui les font exécuter, et, certes, les uns et les autres n'en vivront pas moins éternellement dans le cœur de tous les citoyens, tant qu'une sage administration ne connaîtra d'autre règne que celui de nos chartes et de nos lois. Que les nombreux despotes de l'Asie, de la Turquie, etc., au contraire, prennent à leurs gages des millions d'auteurs faméliques pour chanter toutes les douceurs et tous les bienfaits du pouvoir absolu, l'étendard de la liberté n'en flottera pas moins un jour jusque dans le plus obscur de leurs hameaux.

Parmi les différentes facultés de l'homme, il en est une qui semble encore plus sacrée et plus inviolable que toutes les autres : celle d'exprimer ses besoins, ses sentimens, ses pensées et ses peines par la *parole*. La nature n'a refusé ce moyen de conservation à aucun des êtres qu'elle a doués de la vie : pourquoi en priverait-on le *plus raisonnable des êtres?*

La *presse*, ce grand auxiliaire de la parole, ce précieux résultat de la perfectibilité humaine, ce puissant moyen d'accroître la félicité du genre humain, n'est pas moins inviolable que la parole même, et ne doit pas être moins respectée que les cris, les plaintes, les gémissemens et les soupirs de cet innocent agneau, dans le sein duquel un animal féroce porte impitoyablement ſes coups d'une mort cruelle. La presse, dis-je, n'étant qu'une *véritable extension de la parole*, devient une faculté tout aussi naturelle et tout aussi légitime que la parole même. Essayer d'en ravir la liberté aux peuples serait un acte tout aussi insensé qu'une tentative qui ne tendrait à rien moins qu'à décomposer la masse de ce fluide bienfaisant que la nature plaça autour de tous les êtres vivans pour favoriser leur accroissement, révivifier leur organisme et soutenir leur existence.

Telles sont les principales questions qui figurent dans notre ouvrage. Nous avons considéré l'homme tel qu'il est sorti des mains de la nature, et avons jeté un coup d'œil rapide sur son organisation physique, le développement graduel de son intelligence et de toutes ses autres facultés ; sa réunion en société, les sentimens qui l'animent dans ce dernier état et dans l'isolement le plus complet ; ses besoins, ses puissances physiques et morales ; ses connaissances naturelles ; les lois et le mode de gouvernement qu'il adopterait, abandonné à ses seules lumières naturelles et acquises ; ses idées d'ordre, de justice, de moralité et de religion ; les affections mentales dont il est susceptible ; la méthode qu'il doit adopter dans ses études pour se mettre à l'abri de ces dernières maladies ; sa perfectibilité et les moyens les plus sûrs et les plus infaillibles de perfectionner son être physique et moral, de corriger ses mœurs, d'améliorer sa conduite ; l'opinion publique, le patriotisme et l'horreur du despotisme, etc., etc.

Notre théorie des besoins, des sentimens,

des facultés, des connaissances, des droits, des libertés publiques et privées de l'homme repose uniquement sur son organisation, c'est-à-dire, sur des bases solides et incontestables, méthode qui, selon nous, sera jugée bien plus conforme à la vérité, à la saine raison et à l'état actuel des sciences physiques et morales, que ces vaines abstractions sur lesquelles les hommes n'ont jamais pu et ne pourront jamais s'étendre, et qui ne sont absolument propres qu'à retarder les progrès des lumières, l'émancipation de l'esprit humain et les heureuses destinées des nations.

Les esprits peu exercés dans l'étude des sciences naturelles, et non initiés dans la connaissance des lois immuables qui régissent l'économie animale, seront probablement portés de prime abord, à faire planer sur notre tête les mêmes accusations qui ont été intentées par certaines personnes peu judicieuses à Bacon, à Locke, à Condillac, à Helvétius, à Camper, à Cabanis, à Gall, et tout récemment encore à M. le docteur Broussais. Mais, pour peu que l'on veuille nous suivre dans nos discussions simples, l'on ne tardera pas à se convaincre que les vérités physiologiques qui découlent de l'étude rationnelle de l'homme, ne sont nullement capables de porter la moindre atteinte aux dogmes les plus sublimes de la religion, et à se pénetrer de toute l'exactitude de ces pensées lumineuses exprimées par le célèbre Hufeland, premier médecin actuel du roi de Prusse, lorsqu'il dit : « Je prie le lecteur de » bien interpréter mes discours. Je ne pense » pas que l'âme soit la fleur matérielle du » corps, et elle diffère essentiellement de

» celui-ci : elle appartient au monde intec-
» lectuel. Néanmoins, pendant tout le temps
» qu'elle se trouve associée à la substance
» matérielle de notre être, elle ne peut sen-
» tir, agir, penser ni même raisonner sans
» le secours des organes..... Ce n'est qu'ainsi
» que l'on peut se rendre compte de ce qu'il
» y a de mécanique dans les actes de l'intelli-
» gence, ainsi que de l'influence des agens
» physiques sur le perfectionnement et les
» lésions de l'entendement humain........
» Ainsi les médecins peuvent et sont même
» obligés de traiter *mécaniquement* les fonc-
» tions de l'âme, sans être pour cela *maté-*
» *rialistes*..... La source de la pensée est
» immatérielle, mais l'acte est évidemment
» organique. »

Quant à ce qui a trait à la politique, nous ne nous en sommes occupés qu'autant que l'exigeait la nature des questions que comporte l'histoire de l'homme physique et moral : nous ne pouvions qu'émettre les vérités générales qui découlent naturellement d'elles mêmes d'une telle étude : il appartient au publiciste de leur donner tout le développement dont elles sont susceptibles, et surtout de résoudre cette grande question posée par l'un de nos plus célèbres philosophes : *Tous les peuples, tous les pays toutes les populations, tous les climats sont-ils indistinctement aptes aux institutions jugées en général comme les seules conformes à l'organisation, aux lumières, aux besoins, aux facultés et aux droits naturels des sociétés?*

LA

PHYSIOLOGIE

DE

LA LIBERTÉ.

CHAPITRE PREMIER.

DOUBLE ORGANISATION DE L'HOMME. — RAPPORTS DU PHYSIQUE AU MORAL. — SYMPATHIES.

« L'étude de l'homme physique est également intéressante pour le médecin et pour le moraliste : elle est presque également nécessaire à tous les deux. »

CABANIS.

DES mouvemens s'exécutent en moi, des besoins me font entendre leur voix d'une manière plus ou moins impérieuse ; certains êtres, avec lesquels je me trouve en contact, produisent sur mon individu la sensation du plaisir ou de la douleur; je respire, je me palpe, je me sens, et je prononce que j'*existe*, que je n'existe point seul dans la nature, que des rapports étroits me lient au reste de l'univers.

L'ensemble des phénomènes qui se passent au-dedans de moi sans aucun acte extérieur, constitue ma *vie interne;* ceux, au contraire, qui président à mes relations avec les objets qui m'entourent, rentrent dans le domaine de la *vie extérieure.*

Ce qui agit ostensiblement en moi, exécute des mouvemens, éprouve des modifications sensibles de la part des agens extérieurs, constitue ce que j'appelle mon *être physique* ou matériel. Le principe qui pèse mes sensations, prononce que j'existe, préside à mes déterminations, etc., forme mon *être pensant.*

Les principes constitutifs de la substance matérielle de notre être se trouvent associés et combinés de manière à former des parties distinctes, ou *organes*, destinées à exécuter les fonctions en vertu desquelles l'homme naît, croît, soutient son existence, et manifeste, par des actes extérieurs, le rang qu'il occupe parmi les créatures vivantes. Ce sont, comme l'on sait, les fonctions dites *organiques* : telles sont la digestion, la respiration, la circulation, la marche, etc.

Toutes les actions dont nous ne pouvons nous rendre compte par le jeu appréciable d'un ou de plusieurs organes de l'économie, constituent les *opérations* dites *intellectuelles* : telles sont la perception morale, la mémoire, le jugement, le raisonnement, etc.

La faculté dont jouissent les organes, de ressentir l'action des différens agens de la nature, ainsi que celle d'exécuter des mouvemens propres à les mettre en rapport avec ces derniers, sont les deux attributs essentiels de la vitalité : la première est la *sensibilité*, la seconde la *contractilité*.

Les agens susceptibles d'impressionner la substance organique sont généralement désignés sous le nom de *modificateurs* de l'*économie* : tels sont le sang et autres humeurs du corps, le fluide nerveux, l'air atmosphérique, le calorique, la lumière, les substances alimentaires, etc., etc.

Quand l'action déterminée par un modificateur quelconque de l'économie, ne se borne point à la partie sur laquelle elle a eu lieu, qu'elle se propage à l'être pensant, ou, si l'on veut, que le *moi* en a connaissance, cette impression secondaire prend le nom de *sensibilité morale*.

Les autres attributs de l'intellect sont principalement : 1° l'*attention*, ou la faculté dont il jouit, de s'appesantir plus ou moins long-temps sur les sensations qui lui sont transmises par la matière organique, à l'effet d'en apprécier la nature; 2° la mémoire, ou la faculté de rendre de nouveau présentes à la pensée des sensations, des perceptions, des idées dont il avait cessé de s'occuper pendant un temps plus ou moins considérable; 3° l'*imagination*, ou la puissance d'exagérer les idées, d'en créer de nouvelles; 4° la *comparaison*, ou la faculté d'établir les rapports.

les différences, les ressemblances que plusieurs idées offrent entre elles ; 5° le *jugement*, ou cet acte de l'intellect par lequel il prononce sur les rapports, les différences qu'offrent entre elles les idées pesées par l'attention, la réflexion, l'analyse, etc. ; 6° enfin, le *raisonnement*, ou cette belle opération de l'intelligence, en vertu de laquelle l'homme découvre des vérités dans d'autres vérités, où elles semblaient ne point exister au premier abord.

Un ordre parfait dans la disposition et l'enchaînement de toutes les parties qui entrent dans la composition de notre être ; de justes proportions entre la quantité des fluides et des solides ; une tendance constante de chacun des organes de l'économie vers un but commun, qui est la conservation de la santé et le bien-être de l'individu ; chacune des parties existant pour un objet essentiel et parfaitement démontré ; la plus parfaite connexion entre toutes les pièces de cette admirable machine ; deux principes de nature essentiellement différente unis entre eux de manière à exécuter de concert des actions normales et sympathiques; des facultés spéciales, évidentes, existant pour la satisfaction de chacun de nos besoins : telles sont les principales merveilles que l'étude de l'organisation humaine présente à notre admiration, merveilles et perfections dont la considération ne peut manquer d'élever l'âme, de lui inspirer le sentiment de sa dignité et de ses droits, de l'empêcher de se dégrader par les vices, l'esclavage ou les passions honteuses, merveilles, en un mot, qui reportent naturellement la pensée vers l'existence d'une sagesse éternelle, d'une puissance infinie, créatrice et mère commune des hommes.

Chacune des parties de l'économie se trouve liée aux autres d'une manière si étroite, qu'une impression organique tant soit peu prononcée ne saurait être provoquée dans l'un des points du corps, sans qu'elle n'exerçât une influence plus ou moins forte sur le reste de l'organisme. C'est ainsi, par exemple, que l'excitation vive de cet appareil auquel la nature confia le soin du renouvellement des races, modifie plus ou moins puissamment l'appareil digestif, précipite ou ralentit l'action du cœur, produit des effets semblables sur la respiration, distrait l'âme de ses pensées habituelles, opère des changemens manifestes dans l'expression faciale, les gestes, etc., etc. (*Voyez* notre Génération Universelle). Ces liens de communication, cet enchaînement de toutes nos parties entre elles, forment avec la sensibilité et la contractilité, le complément de *propriétés vitales*, ou attributs essentiels de la vitalité.

Les différens corps de la nature, avec lesquels une ou plusieurs parties de notre être viennent à être mises en contact, produisent sur celles-ci une impression que nous nous sentons instinctivement portés à rechercher ou à fuir, selon qu'elle est agréable ou pénible. (*Sympathie* et *antipathie organiques.*)

Les *nerfs*, ou ces cordons blanchâtres qui vont se ramifier dans tous les points de l'économie, sont les moyens par lesquels la nature établit les relations sympathiques que nous venons d'observer. Qu'un organe quelconque, en effet, vienne à se trouver privé, soit par la section, soit par la ligature, des nerfs destinés à l'animer, il perd toute sensibilité, tout mouvement, cesse de correspondre avec le reste du corps, tombe en gangrène et se sépare du vif.

Deux sortes de nerfs président à l'exercice de la vie : ceux de la *vie interne* et ceux de la *vie de relation.*

Les nerfs de la vie interne prennent leur origine à la base du crâne, parcourent du haut en bas le devant et les côtés de la colonne vertébrale, et viennent se terminer au bas de cet os que l'on voit à la partie postérieure du bassin, et qui est désigné sous le nom de *sacrum.*

L'ensemble de cet appareil nerveux, que l'on désigne encore sous le nom de *grand sympathique,* représente une série de petits ganglions, ou renflemens, placés de distance en distance le long de la colonne vertébrale, et se tenant tous l'un à l'autre par des filets de communication.

De cet appareil nerveux partent des cordons qui vont porter le sentiment et la vie aux principaux organes du corps, c'est-à-dire, au cerveau, au cœur, aux poumons, à l'estomac, aux intestins, etc.

La volonté de l'homme n'a aucune prise directe sur l'exercice des fonctions confiées aux organes qui reçoivent leurs nerfs du grand sympathique. Ainsi, le cœur bat, l'estomac digère, le fruit de la conception acquiert de l'accroissement dans le sein maternel, etc., etc., sans que la volonté puisse immédiatement accélérer, ralentir ou suspendre ces importantes fonctions.

Ainsi, l'ensemble des fonctions auxquelles préside le grand nerf sympathique, c'est-à-dire, la circulation, la digestion, l'accroissement du fruit de la conception, etc., constitue ce que l'on appelle vie organique ou interne. Passons actuellement à celle de relation.

Le crâne, comme personne ne l'ignore, consiste en une cavité formée par la réunion de plusieurs os plats, laquelle renferme cette substance molle et pulpeuse que le vulgaire désigne sous le nom de *cervelle*, et qui est le *cerveau*, plus proprement dit encore *l'encéphale*.

Cette boîte osseuse présente en bas une grande ouverture dite *trou occipital*, laquelle forme le commencement d'un long conduit qui est connu, en médecine, sous le nom de *canal vertébral*, et qui va se terminer au bas du sacrum, ou, si l'on veut, à la partie la plus inférieure du tronc. C'est à travers cette ouverture inférieure du crâne que part ce gros et long cordon médullaire qui remplit la totalité du canal dont il vient d'être parlé, lequel cordon est ce prolongement de l'encéphale que l'on désigne sous le nom de *moëlle vertébrale*.

Or, ce que l'on entend par nerfs de la vie de relation sont les cordons blancs et cylindriques qui s'échappent du cerveau ainsi que de ses prolongemens. Ils sont distingués en *encéphaliques* et en *vertébraux*, selon qu'ils prennent leur origine dans le crâne ou dans le canal vertébral. Tous s'échappent à travers des trous pratiqués pour cette fin dans les parois du crâne, entre les vertèbres et dans l'épaisseur du sacrum.

Les nerfs encéphaliques et vertébraux ont pour usage de porter le sentiment et le mouvement à tous les organes destinés à mettre l'homme en rapport avec les différens êtres qui l'environnent. Tels sont ceux de la vue, de l'ouie, de l'odorat, du toucher, de la voix, de la marche, etc. etc.

Ainsi, ce que l'on appelle vie de relation n'est rien autre chose que l'ensemble de toutes les fonctions confiées aux organes qu'animent les nerfs fournis par le cerveau ou ses prolongemens, et destinées à établir les rapports de l'homme avec ses semblables, comme envers les différens autres êtres de la nature.

Les nerfs de la vie de relation naissent tous par paires, c'est-à-dire, une branche à droite, et une à gauche, toutes deux semblables, pour aller se distribuer dans des organes offrant les mêmes dispositions anatomiques et les mêmes usages dans les deux moitiés dont se compose notre corps. Des dispositions analogues s'observent dans le grand sympathique. Les différens filets fournis par l'un et l'autre ordres de nerfs présentent entre eux des anastomoses, ou, si l'on veut, des communications et des liaisons intimes. Enfin, un grand nombre d'organes sont à la fois pénétrés de filets fournis par les deux sortes de nerfs.

De là cette harmonie de sentiment et d'action entre les parties droites et les parties gauches du corps, cette tendance de l'organisme entier à la conservation de l'individu, ce bien-être général qui résulte de l'exercice facile et normal de toutes les fonctions vitales, cet amour de soi-même naturel à chacun des hommes, l'unité sympathique de la double vie., etc. etc.

Les nerfs sont donc les seuls conducteurs

du sentiment et du mouvement. Sans leur influence vivifiante, nulle sansation, nul rapport sympathique, nulle fonction, absence de toute existence. Or, comme le cerveau, ainsi que ses dépendances, sont le centre commun de tous les nerfs de la vie de relation, et que ces nerfs entretiennent avec ceux de la vie interne des liaisons tellement étroites que l'on pourrait les considérer à la rigueur comme partant de la même source, nul doutc que l'encéphale ne soit, non-seulement le centre, l'agent de toutes nos relations extérieures, mais encore celui de tous les phénomènes vitaux internes.

L'économie ne nous offre pas l'exemple d'un seul phénomène vital dont on ne puisse trouver la source dans le jeu de l'une ou de plusieurs parties de notre être, et il n'y a pas plus de fonction sans organe, que d'effet sans cause. Cette proposition comprend les plus hautes conceptions de l'intelligence comme les plus simples et les plus palpables des actions dites matérielles.

Cette vérité, si sensible pour tous les esprits, quant aux phénomènes considérés comme purement physiques, demande quelque développement pour les fonctions qualifiées d'intellectuelles ou de morales. Quelques considérations nous auront bientôt démontré que les admirables opérations de l'intellect, qui assignent à l'homme un rang si élevé parmi l'universalité des êtres de la nature, ne sont pas moins le résultat de l'exercice des organes, que ne le sont des contractions musculaires les différens exercices auxquels le corps peut se livrer. Je m'explique.

La lumière, mise en contact avec l'appareil de la vue, est transmise au cerveau par les vibrations du nerf optique, et produit sur la substance encéphalique une impression d'où résulte l'idée de couleur, de forme, de distance, de grandeur, etc. Or, quel homme, sinon un insensé, pourrait avancer que les sensations, les impressions, les idées transmises à l'âme par le sens oculaire, eussent jamais pu avoir lieu sans l'existence de rayons lumineux, de corps capables de les réfléchir, d'un appareil propre à leur imprimer une direction convenable vers la rétine, d'un nerf qui puisse transmettre au cerveau l'action qu'en a ressenti cette dernière partie, d'une portion du cerveau propre à ressentir les impressions qui lui ont été transmises? Or, toutes ces choses ne sont-elles pas purement matérielles?

Des réflexions semblables s'appliquent naturellement aux sensations transmises au *sensorium commune* par l'ouïe, l'odorat, le goût, le toucher et le sens interne, c'est-à-dire, les organes intérieurs.

La nature intime des différens êtres sur lesquels nous pouvons exercer notre pensée nous échappe, et ils ne peuvent faire naître de connaissance en nous que par leurs qualités sensibles, c'est-à-dire, par les impressions qu'elles déterminent sur notre être. Or, comme il n'y a que les sens et les nerfs qui puissent transmettre ces qualités au cerveau, nul doute que l'homme ne puisse acquérir aucune connaissance sans le secours des sens, des nerfs et du cerveau.

Les différentes opérations de l'âme ne peuvent absolument s'exercer que sur des idées : absence d'idées ou ignorance absolue, sont deux expressions parfaitement synonymes. En effet, qu'est-ce que la mémoire, le jugement, le raisonnement, etc., si ce n'est la faculté de se rappeler des idées, de les comparer entre elles, d'en apprécier la nature, d'en tirer des conséquences?

« Comme on ne saurait avoir aucune sen-
» sation sans les organes des sens, dit Sen-
» nebier, il serait impossible d'avoir des idées
» sans les sensations. Toutes les opérations
» de l'esprit humain se bornent à recevoir
» des sensations, à les former en idées, à
» tirer les jugemens qu'elles peuvent fournir,
» et à trouver, dans ces résultats, les motifs
» déterminans des actions. On opère ainsi
» toujours sur les sensations et les idées, ou
» plutôt ce sont les sensations et les idées qui
» s'élaborent pour produire des idées nou-

» velles : c'est seulement de cette manière » que la faculté de sentir et de connaître peut » se perfectionner, que les élans de la volonté » se rectifient, et que l'on découvre les vraies » routes de la vérité, de la vertu et du bon- » heur. »

Ainsi, l'on voit que ce vieil axiôme, *Nihil est in intellectu quod priùs non fuerit in sensu*, est l'expression d'une vérité inattaquable, que l'homme seul étranger à la connaissance des lois qui président à l'exercice de la vie, pourrait tenter de réfuter; vérité féconde en données du plus haut intérêt, comme nous le verrons bientôt, pour l'importante question de l'éducation physique et morale de l'homme, le perfectionnement des races, l'agrandissement des facultés naturelles, la liberté, etc., etc. « Soit que nous » nous élevions jusque dans les cieux, dit » Condillac, soit que nous descendions jus- » que dans les abymes, nous ne sortons point » de nous-mêmes ; ce n'est jamais que notre » propre pensée que nous apercevons, et *nous*

» *trouvons dans nos sensations l'origine de*
» *toutes nos connaissances et de toutes nos*
» *facultés*........ Ainsi, il ne s'agit pas de
» considérer l'âme comme indépendante du
» corps, puisque sa dépendance n'est que
» trop bien constatée, ni comme unie à un
» corps dans un système différent de celui
» où nous sommes : notre unique objet doit
» être de consulter l'expérience, et de ne
» raisonner que d'après des faits que per-
» sonne ne puisse révoquer en doute. »

Mais, me dira-t-on, ces faits physiologiques, dont il serait d'ailleurs impossible et même ridicule d'essayer de contester l'authenticité, ainsi que les conséquences qui en découlent naturellement, ne sont-ils point de nature à inspirer de l'homme l'idée d'une machine purement matérielle, d'un être automatique placé invinciblement sous la puissance de l'instinct, étranger aux vices comme aux vertus, et à saper ainsi la base du dogme consolant de la spiritualité et de l'immortalité de l'âme?

Non assurément ; ces vérités fondamentales de toutes les religions sont trop profondément gravées dans le cœur des hommes, pour que l'on doive craindre un seul instant que l'exposition des lois qui régissent l'économie animale puisse jamais leur porter la plus légère atteinte : l'immortalité, l'indestructibilité et le libre arbitre de la plus belle portion de nous-mêmes, sont des prérogatives trop chères à l'homme, et trop palpablement démontrées par le raisonnement, pour que l'étude des lois vitales puisse faire naître le moindre doute sur l'existence d'aucune de ces brillantes prérogatives. N'observe-t-on pas, au contraire, qu'à mesure que les esprits judicieux acquièrent de nouvelles données sur les lois de l'organisation humaine, leurs pensées s'agrandissent, leurs sentimens s'élèvent, leur âme s'ennoblit, la sagesse infinie du souverain des êtres se manifeste à leur entendement, l'idée d'ordre et de justice se fortifie dans leur cœur, de tendres liens sympathiques s'établissent entre eux et leurs semblables, la philanthropie et une religion éclairée viennent former la règle de leur conduite; ils se pénètrent de toute l'étendue de leurs droits naturels, chérissent la liberté, etc., etc. La vérité naît de la vérité; la vérité seule peut rendre l'homme heureux; et il est déjà loin de nous ce temps où l'on aurait osé soutenir publiquement ce paradoxe, enfant du despotisme, que l'erreur, le mensonge et l'ignorance sont nécessaires au bonheur des peuples.

Bien loin donc que de telles questions puissent conduire à l'impiété, de quels sentimens d'admiration et d'adoration l'âme ne se trouve-t-elle pas pénétrée pour le Créateur commun des hommes à la vue de l'étonnante perfection qu'il sut mettre dans la confection de l'organisation humaine, et du jeu sympathique, merveilleux de toutes les pièces qui la constituent! Quoi surtout de plus capable de faire prosterner l'homme devant la Majesté divine, que cette puissance incompréhensible par laquelle elle sut unir intimement deux principes aussi essentiellement opposés par leur nature, que la substance matérielle de notre être et ce souffle impénétrable parcourant en un clin d'œil l'immensité des cieux, ne connaissant, pour ainsi dire, aucune borne à ses élans sublimes!

Mais quels sont les liens de cette union intime? Le Créateur s'en est réservé le secret; et d'ailleurs il n'entre nullement dans nos vues de nous lancer dans le vaste champ de la métaphysique, peut-être même nous sommes-nous déjà trop écarté du but de cet ouvrage.

Si cependant un tel reproche nous était adressé, nous y répondrions par cette courte citation de l'éloquent, de l'immortel comte de Buffon: « Mais je crains de m'être déjà trop » étendu sur un sujet que bien des gens regar- » deront peut-être comme étranger à notre » objet. Des considérations sur l'âme doivent- » elles se trouver dans un livre d'histoire natu- » relle? J'avoue que je serais peu touché de » cette réflexion, si je me sentais assez de force » pour traiter dignement des matières aussi

» élevées, et que je n'ai abrégé mes pensées
» que par la crainte de ne pouvoir comprendre
» ce grand sujet dans toute son étendue.
» Pourquoi vouloir retrancher de l'histoire
» naturelle de l'homme l'histoire de la partie
» la plus noble de son être? pourquoi l'avilir
» mal à propos, et vouloir nous forcer à ne
» le voir que comme un animal, tandis qu'il
» est en effet d'une nature très-différente, très-
» distinguée, et si supérieure à celle des bêtes,
» qu'il faudrait être aussi peu éclairé qu'elles
» le sont pour pouvoir les confondre, quoi-
» qu'il soit vrai que l'homme ressemble aux
» animaux par ce qu'il a de matériel. »

CHAPITRE II.

SENTIMENS ET BESOINS INHÉRENS A LA NATURE HUMAINE.

« Avant les lois politiques et civiles, sont
» celles de la nature, ainsi nommées, parce
» qu'elles dérivent uniquement de la consti-
» tution de notre être. Pour les connaître
» bien, il faut considérer un homme avant
» l'établissement de la société. Les lois de la
» nature seront celles qu'il recevrait dans un
» état pareil..... »

MONTESQUIEU.

LA nature de notre être, comme nous l'avons vu précédemment, nous soumet à deux sortes de sentimens diamétralement opposés : le plaisir et la douleur. Toute espèce de sensation agréable fait naître le premier : le second résulte d'impressions contraires.

Les circonstances susceptibles de nous faire ressentir quelque malaise, d'altérer les organes, de déranger le rithme des fonctions, déterminent toutes primitivement dans notre être des sensations que les lois vitales, l'instinct et l'intelligence tendent à repousser. Celles, au contraire, qui contribuent à l'exercice libre, facile et régulier des fonctions, sont toujours recherchées avec plus ou moins d'empressement.

Ces sentimens opposés sont, le premier, l'amour du bien-être, de la conservation, de la vie, du plaisir, etc.; le second, la haine de la douleur, du malaise, de la mort, etc.

Ainsi, l'amour du bien-être et la haine du malaise sont deux sentimens placés dans l'homme par la nature, pour le maintien de son existence et son bien-être. C'est par eux, en effet, qu'il juge de ce qui peut lui être favorable ou nuisible.

Les causes du plaisir et de la douleur résident toujours dans les modifications organiques, c'est-à-dire, dans les circonstances susceptibles d'exercer quelque impression sur les sens. Cette vérité est une conséquence naturelle de cette autre, que les sens sont les seules voies par lesquelles l'âme puisse sentir. En effet, point de modificateur, point de sensation; absence de sensation, point de plaisir, point de douleur. De même les sources de toutes nos affections et de toutes nos passions ne peuvent exister que dans le plaisir ou la douleur que nous ressentons des différentes modifications organiques : partout où il y a absence de plaisir et de douleur, il y a aussi inaptitude à l'amour, à la haine et aux autres sentimens ou passions qui dérivent de ceux-ci.

Parmi les corps susceptibles de faire naître en nous des sensations agréables ou pénibles, et conséquemment d'exciter notre amour ou notre haine, les uns sont relatifs à l'exercice de la vie interne, les autres à celui de la vie de relation; d'autres à la vie de l'espèce.

Les différentes fonctions qui constituent cette triple vie de l'homme, sont loin de pouvoir s'exercer d'elles-mêmes, et toutes dépendent d'un concours de circonstances qu'il nous est plus ou moins facile d'obtenir. Or, les différentes circonstances nécessaires à l'exercice libre et régulier des fonctions vitales constituent nos besoins.

Les besoins relatifs à la vie dite interne sont particulièrement un air pur, ainsi que des alimens et des boissons propres à renouveler le sang, à faire croître l'économie, à réparer les pertes qu'entraîne sans cesse le mouvement vital.

Les besoins relatifs à la vie de relation sont la lumière, les rayons sonores, les odeurs, les saveurs, etc., etc.

Le besoin essentiel relatif à la conservation de l'espèce est l'union intime de deux sujets différens par le sexe.

A ces modificateurs spéciaux de chacune de notre triple vie, il faut ajouter d'autres modificateurs généraux de l'économie, tels que le calorique, la lumière (abstraction faite ici du rôle que ce fluide joue dans la vision), les fluides électrique et magnétique, etc.

Enfin, il est un autre besoin à faire figurer ici, celui où se trouvent les différens organes, de suspendre momentanément leurs fonctions pour en prévenir la trop prompte usure, qu'on me pardonne cette expression : repos, sommeil.

La privation des modificateurs vitaux que nous venons d'énumérer, entraîne nécessairement des lésions plus ou moins pénibles, plus ou moins graves, et plus ou moins promptement mortelles ; aussi n'existe-t-il aucun être vivant qui ne se sente entraîné à les rechercher par les puissantes inspirations de l'instinct : l'action excessive trop vive, trop prolongée des modificateurs naturels, peut aussi compromettre l'existence.

Des sentimens particuliers nous avertissent de la nécessité où se trouve l'économie de se procurer l'existence bienfaisante de ces divers modificateurs, ou d'en repousser l'action trop intense : tels sont la faim, la soif, la fatigue, la douleur, le froid, ainsi que les états maladifs qui peuvent résulter de ceux-ci, comme la faiblesse, le malaise, la défaillance, la tristesse, l'ennui, la colère, la fureur, le désir de la vengeance, et une foule d'autres passions justifiées par l'excès de souffrance qui résulte de la privation ou de la trop grande intensité d'action des agens que la nature rendit nécessaires au maintien de l'existence et au bonheur de l'homme.

Il ne plut point à la nature de pousser sa bienveillance maternelle jusqu'au point de nous rendre toujours facile la satisfaction des nombreux besoins auxquels elle soumit notre frêle et périssable économie : nos velléités sexuelles ne peuvent être satisfaites sans la participation d'un autre sujet ; la plupart des alimens ne peuvent se prendre tels qu'ils sont sortis des mains de la nature ; le renouvellement des saisons et l'intempérie de l'air nous exposent à une foule d'incommodités ; l'augmentation de la population a forcé les hommes à s'expatrier de l'heureux berceau de leur naissance, pour aller chercher leur subsistance dans des pays lointains, glaciaux, brûlans, peu fertiles, quelquefois même stériles; une foule d'agens et d'animaux malfaisans tendent sans cesse à porter atteinte à notre existence. De là cet entraînement irrésistible des sexes l'un vers l'autre, l'art culinaire, l'architecture, l'art de se vêtir, l'agriculture, la pêche, la chasse, la médecine, l'art d'attaquer ou de repousser certains animaux féroces, etc., etc.

Or, qui ne sent combien il fut nécessaire que les hommes se formassent en société, s'aidassent mutuellement de leur expérience, de leurs lumières, de leurs talens, de leur force, etc., pour surmonter les nombreuses difficultés qui s'opposaient à la satisfaction de ces besoins!

CHAPITRE III.

L'HOMME EST-IL NÉ POUR VIVRE EN SOCIÉTÉ ? — MARIAGE NATUREL.

« Partout où il se trouve une place où
» deux personnes peuvent vivre commodé-
» ment, il se fait un mariage. La nature y
» porte assez, lorsqu'elle n'est point arrêtée
» par la difficulté de la subsistance..... Le
» désir de vivre en société est une loi natu-
» relle. »

Montesquieu.

Parmi les nombreuses preuves qui viennent établir la vérité de cette proposition, que l'homme est né pour vivre en société, appesantissons-nous particulièrement sur les besoins qui se rattachent à la propagation, et voyons les conséquences qui en découlent naturellement.

Vers l'époque de la vie où la nature a à peu près achevé de donner aux sexes le degré de force dont ils sont susceptibles, un appareil organique particulier devient le siége d'un excès de sensibilité, d'action, et même d'irritation, que les admirables lois sympathiques, qui unissent toutes les parties de notre être, ne manquent point de propager dans tous les points de la machine vivante, d'où inquiétudes vagues, malaise toujours croissant, agitation générale, tourmente intérieure indicible, désordres organiques et moraux plus ou moins alarmans, si les velléités qui les occasionnent ne peuvent être satisfaites.

Les leçons intimes de la nature ne tardent pas à faire luire aux yeux du sujet soumis à cet état de souffrance, la voie d'y mettre un terme, et de rappeler en lui le calme et la tranquillité dont l'avaient privé des besoins si pressans. Un sexe différent du sien lui offre cet avantage, et il le recherche avec ardeur : de doux liens sympathiques s'établissent entre l'un et l'autre ; ils se rapprochent, et un contact délicieux fait le commencement de leur félicité. « Le plaisir qu'un animal, dit

» Montesquieu, sent à l'approche d'un ani-
» mal de son espèce, ce charme que les deux
» sexes s'inspirent par leur différence, la
» prière naturelle, qu'ils se font l'un à l'autre,
» portent toujours les hommes à s'approcher
» et à vivre ensemble. »

Si l'état de souffrance que nous venons d'indiquer ne se manifestait qu'une seule fois dans le cours de notre existence, le temps du rapprochement qu'il nécessite serait à peine de quelques minutes, et il s'opérerait peut-être immédiatement entre eux une séparation éternelle. Mais telle est la nature de l'homme, qu'un repos plus ou moins long ne manque pas de rappeler en lui de nouvelles velléités, accompagnées des mêmes symptômes d'irritation locale et générale. Un souvenir encore plein de charmes rappelle l'un vers l'autre les deux sujets auxquels une union antécédente avait déjà procuré le bonheur. Rappelés ainsi plus ou moins fréquemment l'un vers l'autre, leurs entrevues deviennent plus longues, plus délicieuses : le sentiment de l'amitié se joint à celui de la passion, et le surpasse même en force. (*Mariage naturel.*)

D'autres raisons se présentent encore en faveur de cette proposition vraie, que tous les hommes sont convoqués par la nature à venir s'asseoir au banquet du mariage, et que le bonheur ne peut qu'y établir son règne. Ainsi, des qualités particulières physiques et morales dans l'homme et la femme, qualités dont le concours est nécessaire au bien-être de tous deux; les soins indispensables que réclame l'enfance, cette période de la vie où le roi de l'univers se montre plus faible et plus menacé de perdre l'existence qu'aucun des autres animaux, et différentes autres raisons puissantes, seront encore autant de preuves qui viendront appuyer notre proposition.

Si la force, le courage et la facilité de supporter les fatigues sont échus en partage à l'homme, la faiblesse et la douceur, une délicatesse d'organisation qui la rend apte aux travaux les plus légers, beaucoup de sensibilité morale, la tendresse des sentimens, la patience, l'esprit des détails, etc., forment l'apanage de la femme, qualités spéciales que le premier a besoin de trouver dans sa compagne, laquelle s'empresse en effet d'en faire ressentir tous les bienfaits à son protecteur-né.

A ces liens d'union conjugale que nous venons de voir noués par la nature, ne tarde pas à faire suite la gestation, cet état plus ou moins pénible pour la femme, pendant lequel elle ne saurait guère se livrer pleinement aux travaux que nécessitent les besoins de la vie. Cette impossibilité sera encore plus manifeste vers l'époque où celle-ci déposera le fruit du mariage aux portes de la vie. La douce sympathie qui a su unir ces époux fera trouver dans le cœur du mari une disposition constante à se livrer, en faveur de celle qu'il aura choisie pour compagne, à toutes les occupations capables de subvenir à ses besoins et d'apporter du soulagement à des maux que lui seul peut-être lui aura causés.

Des enfans naissent de l'union conjugale :

ils sont faibles, languissans, incapables de pourvoir aux besoins nécessaires au maintien de l'existence, semblant même plus pencher vers la mort que vers la vie. Cette tendre portion d'eux-mêmes excitera au suprême degré la sensibilité morale des époux : les inspirations de l'instinct porteront la mère à présenter le sein au fruit de ses amours, et celui-ci à se repaître de son lait; tous deux réuniront leurs forces et leurs facultés pour diriger convenablement les pas chancelans de leur famille dans la carrière de la vie, de l'expérience et du bonheur. Cette éducation physique et morale des enfans ne pourra que serrer de plus en plus les liens qui unissaient déjà les parens.

A mesure que les enfans grandiront en expérience et en raison, ils sauront reconnaître les protecteurs de leur faiblesse, auront pour eux cet attachement que chaque être a naturellement pour tout ce qui contribue à son bien-être. L'habitude du père, de la mère, des frères, etc., de vivre ensemble et de se trouver toujours réunis, soit pour rechercher les choses nécessaires au bonheur commun, soit pour repousser les causes de destruction, déterminera entre eux tous une sorte d'union morale solide, d'attachement puissant, et tous les autres sentimens que l'on sait présider au bonheur des familles.

Cependant, quand le développement complet des forces naturelles, l'expérience, etc., mettront les enfans à même de trouver des ressources dans eux-mêmes; quand, surtout, la voix puissante de ce sentiment, auquel ils sont redevables de leur existence, viendra se faire entendre à leur cœur, les liens qui les attachaient aux auteurs de leurs jours se relâcheront considérablement : la tendresse paternelle et maternelle, déjà alors si singulièrement amortie, au reste, ne suffira plus à leur bonheur ; cet état de satisfaction ne pourra se rencontrer que dans une union intime avec un sexe différent du sien ; on le cherchera, on le trouvera. Le nouvel objet absorbera presque toutes les affections; on s'éloignera enfin du sein paternel; et une nouvelle famille va résulter de cet état naturel de choses.

Toutefois il restera toujours entre les différentes familles un esprit d'union, d'intelligence et d'amitié qui entretiendra parmi elles des communications fréquentes, des relations affectueuses plus ou moins intimes, un plaisir plus ou moins vif à se voir, à se communiquer leurs idées, à s'aider réciproquement de leur expérience, de leurs découvertes, de leurs lumières, à réunir leurs forces contre un danger commun; et voici les hommes constitués en société.

CHAPITRE IV.

ÉTUDE DE L'HOMME EN SOCIÉTÉ. — QUELLES SONT LES CONNAISSANCES QU'IL A ACQUISES DE LUI-MÊME SUR LA JUSTICE, L'ORDRE ET SES DROITS NATURELS. — ORIGINE DES GOUVERNEMENS. — SUR QUELLES BASES ILS ONT DU REPOSER PRIMITIVEMENT. — CONTRAT SOCIAL.

« La volonté générale est la seule puis-
» sance qui doive diriger les formes de l'é-
» tat selon la fin de son institution, qui
» est le bien commun..... Sous les lois de
» raison, rien ne se fait sans cause, non
» plus que sous la loi de nature....... Le
» peuple soumis aux lois en doit être l'au-
» teur..... Tout système de législation doit
» se réduire à ces deux objets principaux :
» *liberté* et égalité..... Chaque citoyen ne
» doit reconnaître d'autre pouvoir que le
» pouvoir légal..... Force ne fait droit.....
» Toute puissance vient de Dieu, je l'a-
» voue, mais toute maladie en vient aussi,
» est-ce à dire qu'il soit défendu d'appeler
» le médecin? Qu'un brigand me surprenne
» au coin d'un bois, non-seulement il faut

» par force donner la bourse, mais quand
» je pourrais la soustraire, suis-je, en con-
» science, obligé de la donner? Car enfin,
» le pistolet qu'il tient est aussi une puis-
» sance...... Convenons donc qu'on n'est
» obligé d'obéir qu'aux puissances légi-
» times. » J. J. ROUSSEAU.

TANT que les familles ne seront que peu nombreuses, l'union ne pourra qu'établir son règne parmi elles toutes ; mais, à mesure qu'elles se multiplieront, et que les degrés de parenté deviendront plus éloignés, plus difficiles à reconnaître, l'on établira des lignes de démarcation plus tranchées entre les propriétés, les intérêts seront plus spéciaux; des divisions relatives à ceux-ci pourront se manifester; un peu plus de difficulté de se procurer les choses nécessaires au bonheur de la vie, donnera plus d'intensité à l'amour de soi et des choses sur lesquelles le hazard, le travail, l'industrie, le courage, etc., auront donné droit de propriété; des hommes doués d'une organisation fâcheuse, pourront essayer de troubler l'harmonie générale, etc., etc.

Quoi qu'il en soit, les désordres qui pourront résulter de cette augmentation progressive des familles, ne seront provoqués que par l'immense minorité, ou, si l'on veut, les cas de divisions, de troubles, de violations de propriété, etc., ne seront qu'exceptionnels, et toujours pénibles pour la masse des familles, qui ne peut vouloir que le maintien de l'ordre, la tranquillité publique, et le bonheur de tous. Dès-lors, intérêt et volonté de toutes les familles d'employer tous les moyens possibles pour réprimer tout ce qui tendrait à porter atteinte à la félicité publique.

Tant que les familles n'ont été que fort peu nombreuses, tant que chacun a pu distinguer clairement ses degrés de parenté avec les différens membres de celles-ci, le plus âgé des familles a dû nécessairement être consulté par tous, en cas de division, de désordre, etc., et constituer ainsi un juge expérimenté, portant à chacun des membres le même intérêt et la même affection, en un mot, réunissant toutes les qualités requises pour opérer le bien et mériter la confiance de tout le monde.

Mais, encore une fois, quand l'accroissement de la population eut considérablement relâché les liens de famille, rendu l'autorité patriarcale impossible; quand, surtout, le temps eut démontré que le plus ancien de la famille pouvait fort bien ne pas être le plus juste, le plus intègre, le plus respectable des citoyens, le peuple (car les familles font un peuple au moment où nous les étudions), le peuple, dis-je, dut s'occuper en masse des moyens de baser l'harmonie générale sur des institutions auxquelles tous devaient être tenus de souscrire et s'astreindre. Ici commence l'histoire d'un peuple civilisé, d'un peuple législateur. Voyons quelles lois il dut faire, et quelles en furent les bases, pour mériter l'approbation de tous, et leur faire mériter l'épithète d'équitables.

Chez des hommes que guidait la seule voix de la nature, les lois ont dû reposer sur les intérêts de tous, la justice et la saine raison. Eclairé par ce faisceau de lumières, un peuple ne peut guère errer sur des questions si simples, et nous devons considérer comme légitimes et conformes aux vœux de la sagesse éternelle, toutes les institutions sorties de son sein.

Le droit qu'a chacun des hommes de jouir librement de ses propriétés, ne put manquer de se présenter à leur esprit, et la première loi qui sortit de leur sainte assemblée fut nécessairement l'inviolabilité des biens que chacun pouvait posséder. Mais, me dira-t-on, qu'est-ce que la propriété? N'est-ce pas un vain terme inventé par la dure et ambitieuse opulence, pour maintenir le pauvre dans son état d'abaissement, et jouir ainsi paisiblement des richesses qu'elle sut amasser par des voies plus ou moins illégales? Tous indistinctement enfans de la nature, n'avons-nous pas un droit égal à la participation de tous les biens que cette mère commune créa pour le bonheur de chacun des hommes? N'est-ce pas une monstruosité révoltante, que certains individus regorgent des richesses les plus immenses et de tous les moyens possibles de jouissances, tandis que d'autres peuvent à peine se procurer les choses les plus nécessaires au maintien de l'existence, et soient même exposés à périr d'inanition? Hé quoi! n'est-ce pas une barbarie cruelle que cette obligation pour tous les membres de la société, de se soumettre impassiblement à toutes les horreurs de la faim, du froid, et à une foule d'autres privations que ne comporte nullement la nature vivante, plutôt que de s'arroger quelques parcelles de la nourriture surabondante sous le poids de laquelle ploie la table de l'insolente opulence, ou quelques lambeaux d'habits jetés dans un coin de sa fastueuse garde-robe?

De telles pensées ne durent pas se présenter à l'esprit des premiers législateurs, et des considérations d'un tout autre ordre vinrent présider à leurs travaux. Dans ce temps heureux d'innocence de mœurs, ce que chacun possédait, il le devait à son zèle, à ses efforts, à son travail, à son industrie, à l'excellence de sa conduite, peut-être même ne l'a-t-il acquis qu'en courant les plus grands dangers pour sa vie, et n'y attache-t-il quelque prix que pour assurer le bien-être de sa famille. Or, tels sont les raisonnemens que chacun des membres du peuple dut se faire : Les choses nécessaires à mon bien-être comme à celui de ma famille sont pour moi des avantages infiniment chers et précieux, que je m'efforcerais de conserver par tous les moyens imaginables. Si je fais consister la plus grande partie de mon bonheur dans la jouissance de ces biens, tout autre homme partage les mêmes dispositions envers ses propriétés, et je ne saurais les lui ravir sans blesser ce principe éternel de morale : *Ne fais point à autrui ce que tu ne voudrais pas qu'il te fût fait.* Nos besoins ne peuvent souvent être satisfaits que par le zèle le plus infatigable, des recherches de tout genre, les plus grands dangers. Or, ne pas reconnaître à chacun des hommes l'inviolable propriété de tous les avantages qu'il aurait su acquérir par de telles voies, serait paralyser tout élan vers l'activité, l'industrie, le courage et toutes les autres dispositions heureuses qui contribuent si puissamment à la félicité publique.

Une autre loi dut venir mitiger la rigueur de la première : voter des secours à l'infirmité et à l'indigence. Pour cette fin, des fonds furent affectés à une société d'hommes probres, ayant la mission de courir au-devant des besoins de la misère réelle, et de lui éviter ainsi la honte de la mendicité, laquelle ne tend qu'à ravaler la dignité de l'homme.

Les propriétés nécessaires au maintien de l'existence ne sont pas les seuls biens dont il faille assurer la jouissance à quiconque se les est acquis honorablement : d'autres possessions nous sont également chères et nécessaires à notre bonheur; par exemple, la possession exclusive de celle que nous avons choisie pour compagne, la faculté de faire concourir toutes nos puissances physiques et morales à notre bien-être et à celui de notre famille, etc. Je m'explique.

Consacrant mes veilles et toutes mes facultés au bonheur de celle que j'ai choisie pour compagne, me dévouant surtout à l'éducation et au bien-être des enfans que je reçois d'elle, nul doute que je ne doive tenir à la posséder exclusivement. Or, chacun des hommes partage le même sentiment; donc une épouse qui a fait profession d'attacher son existence à la mienne devient pour moi une propriété inviolable; donc elle ne pourrait fouler aux pieds la foi conjugale, sans blesser les règles de la saine morale; donc son suborneur serait dans le même cas; donc des lois doivent être établies pour prévenir les infractions à ces devoirs. Mêmes réflexions pour l'autre époux.

Les erreurs, surtout quand il s'agit de prononcer sur les événemens futurs, sont bien naturelles à l'espèce humaine. J'ai pu juger que telle ou telle personne du sexe me convînt pour jamais; cependant un caractère acariâtre long-temps comprimé, et prenant tout-à-coup son essor ; des défauts et des vices venant me ravir ce bonheur que j'avais espéré en liant mon sort au sien ; la perspective affreuse de passer ma vie dans les angoisses et les tourmens ; sous un autre rapport, la certitude de ne pouvoir obtenir cette progéniture désirée, but ordinaire et naturel du mariage , toutes ces considérations durent nécessairement être pour de sages législateurs de puissantes raisons de permettre non-seulement la séparation de corps et de biens, mais encore la faculté de contracter de nouveaux engagemens conjugaux. « Le divorce, dit Montesquieu, a » ordinairement une grande utilité politique; » et quant à l'utilité civile, il est établi pour » le mari et pour la femme..... C'est une » règle générale que dans tous les pays où » la loi accorde aux hommes la faculté de » répudier , elle doit aussi l'accorder aux » femmes. »

Je suis organisé de manière à éprouver des besoins, et la nature plaça en moi une faculté spéciale pour la satisfaction de chacun d'eux. La difficulté que j'éprouve naturellement à me procurer ces besoins inhérens à ma nature rend nécessaire chez moi le déploiement d'une dose plus ou moins considérable d'efforts industrieux. Sentant, et parfaitement organisés comme moi, tous les hommes partagent les mêmes besoins comme les mêmes facultés : or, comme il est, pour ainsi dire, inné dans mon cœur que je ne dois point faire aux autres ce que je craindrais qu'il me fût fait, je conclus qu'à chacun des hommes doit être concédé le droit illimité de faire concourir librement toutes ses facultés à l'obtention de tous les biens nécessaires à son bonheur, à sa satisfaction intérieure, à ses goûts, à ses penchans, et même à ses caprices.

Cette liberté exclusive, proclamée unanimement par le peuple dont nous suivons ici les progrès dans la législation, et sur laquelle doivent reposer toutes les autres lois humaines;

cette liberté illimitée, dis-je, ne pourrait-elle pas porter le désordre dans le sein de la société, chacun se croyant autorisé par elle à se procurer, par toutes les voies possibles, les différentes jouissances auxquelles il se sentirait quelque impulsion : vol, adultère, viol, meurtre, etc.? Non, assurément; car nous ne parlons ici que de la liberté légale.

Ce que nous avons déjà écrit sur la propriété pourrait nous dispenser de chercher à démontrer ici l'inviolabilité de la vie de chacun des hommes. De toutes nos propriétés, la vie est la plus chère, la plus sacrée, la plus inviolable; conséquemment, nul mortel n'a le droit de la ravir à son semblable.

L'amour de l'existence étant profondément gravé dans le cœur de tous les hommes, toutes leurs actions tendant constamment à la conservation de ce bien, toutes nos facultés ne nous étant concédées que pour cette fin, nul doute que la nature ne nous fasse une loi impérieuse de la défendre énergiquement dès l'instant où elle court quelque danger. Donc tuer de ma propre main quiconque essaierait de porter atteinte à mes jours, est pour moi un devoir commandé par la Divinité même. Conduits par ce principe, nos législateurs autorisèrent l'homicide en cas de légitime défense. Des facultés analogues sont accordées à chacun des hommes pour repousser tout mal que l'insuffisance des lois ne saurait prévenir ou punir.

Mes enfans sont ma propriété, et peut-être même la plus évidente de mes propriétés : ils sont une portion de moi-même ; c'est de moi seul qu'ils ont reçu les principes de leur existence, de leur accroissement, de leurs forces, de leur expérience ; donc la loi doit m'accorder une autorité illimitée sur eux. Cependant un sentiment naturel d'humanité et de respect pour les droits naturels de chacun des membres du corps social, joint à l'intérêt que peut avoir la patrie, de croître en population, en force, en lumières, etc., portera les législateurs à limiter la puissance paternelle : ainsi, elle ne pourra s'étendre jusqu'aux mauvais traitemens, encore moins jusqu'au droit de vie et de mort; toute autorité cessera dès l'instant où les enfans auront acquis assez de force, d'expérience, de lumières et de talens, pour pourvoir à leurs besoins, à ceux d'une épouse, et donner une nouvelle famille à l'Etat.

Ces bases principales d'une bonne organisation sociale étant adoptées par l'assemblée populaire, les lois qui en découlent naturellement seront rédigées par la même assemblée, et proposées à l'adhésion de chacun des membres du corps. Nul doute qu'elles seront loin de recevoir l'approbation de tous : des esprits faux, des hommes offrant une propension prononcée au mal, l'ambition, etc., ne manqueront pas d'accueillir d'un acte de refus ces précieuses lois méditées pour le bonheur de tous les citoyens. Nul doute aussi que dans cette dissidence d'opinions, ou plutôt dans ce combat livré par la dépravation aux salutaires intentions de cette sage assemblée, la raison ne doive exister du côté de la majorité. L'œuvre sera donc couronnée par cette autre loi : Que *toutes les lois du peuple régissent indistinctement tous les membres de la société*. En effet, comme le dit J.-J. Rousseau, la loi de la pluralité des voix est elle-même un établissement de convention, et suppose au moins une fois l'unanimité.

Mais quel parti prendre à l'égard de ceux qui ne se soumettraient point à ce pacte fondamental, et s'obstineraient à en enfreindre les conditions? Leur donner l'entière liberté de les combattre par la seule voie du raisonnement, et leur appliquer toujours rigoureusement les dispositions des lois, dès l'instant où ils viendraient à les enfreindre. Quiconque désapprouve les institutions votées sagement et légalement dans l'intérêt de tous, doit se retirer du sein de la grande famille : dès l'instant où il consent à vivre parmi elle, il donne tacitement son parfait assentiment aux lois qui la régissent, en devient citoyen, et doit en subir toutes les conséquences, comme il en goûte les douceurs. « Afin donc,

» dit le philosophe de Genève, que le pacte
» social ne soit pas un vain formulaire, il ren-
» ferme tacitement cet engagement qui seul
» peut donner de la force aux autres, que qui-
» conque refusera d'obéir à la volonté géné-
» rale y sera contraint par tout le corps : ce
» qui ne signifie autre chose, sinon qu'on le
» forcera à être libre. Car, telle est la condi-
» tion qui, donnant chaque citoyen à la pa-
» trie, le garantit de toute dépendance per-
» sonnelle, condition qui fait l'artifice et le
» jeu de la machine politique, et qui seule
» rend légitimes les engagemens civils, les-
» quels, sans cela, seraient absurdes, tyran-
» niques, et sujets aux plus énormes abus. »

De la sagesse de cette noble assemblée, dont nous suivons ici les travaux, ne sortiront pas seulement des lois répressives des actes susceptibles de porter atteinte à la félicité publique : sa sollicitude maternelle s'étendra bien au-delà, et elle votera des encouragemens à la vertu et à la valeur, des secours à l'indigence, des maisons d'éducation où pourront se former de vertueux citoyens à la patrie, etc.

Ces institutions, ces lois et ces règlemens une fois adoptés, il s'agira de procéder aux moyens d'en assurer l'exécution. Le grand nombre de soins particuliers que réclame le bien de l'Etat ne permettant point à la nation entière, ni à ses mandataires (lesquels devraient être infiniment nombreux chez un peuple aussi sage que celui que nous étudions ici), de s'assembler pour toutes les affaires de l'Etat, il deviendra indispensable de créer des magistrats uniquement chargés de ce soin. Ces magistrats porteront collectivement le nom de *pouvoir exécutif*, *gouvernement*, etc. Voyons quel esprit présidera naturellement à l'élection et à la détermination des pouvoirs de ces magistrats.

Nous ne créons un gouvernement, dira avec raison cette noble assemblée, que pour la parfaite exécution des lois que nous venons de voter dans l'intérêt de tous. Pour cela, aucun des moyens capables de le conduire à ce but ne doit lui être refusé : un rang qui imprime le respect aux citoyens, une puissance d'action suffisamment étendue, des officiers subalternes, des hommes armés à sa disposition, des fonds pour subvenir aux frais nécessités par la nature de ses fonctions, etc., etc.

Le plus sincère attachement aux lois votées par l'assemblée, le plus souverain respect pour les propriétés et les droits de chacun des membres de la grande famille, une longue expérience dans les affaires publiques, de grandes capacités intellectuelles, une propension constante aux actes de probité, un caractère ferme et inébranlable, l'absence de toute ambition, le mépris des intérêts personnels en faveur de ceux de la patrie : telles seront nécessairement les seules qualités qui devront mériter les suffrages du peuple. « Le » peuple qui a la souveraine puissance, dit » Montesquieu, doit faire par lui-même tout » ce qu'il peut bien faire, et ce qu'il ne peut » pas bien faire, il faut qu'il le fasse par ses

» ministres. Ses ministres ne sont point à lui
» s'il ne les nomme... Le peuple est admira-
» ble pour choisir ceux à qui il doit confier quel-
» que partie de son autorité. Il n'a à se déter-
» miner que par des choses qu'il ne peut igno-
» rer, et des faits qui tombent sous les sens. »

Le choix d'une nation que guident les seules lumières naturelles, c'est-à-dire la saine raison, ne pourra être que conforme à la sagesse de ses institutions, au bien général, et aux fins qu'elle s'est proposées dans la création de son gouvernement. Comme ses délibérations solennelles n'ont d'autre but que d'opposer une digue au désordre, à l'ambition, etc., il se présentera naturellement à la pensée que les sujets même qui paraissent mériter le plus la confiance publique sont susceptibles d'abuser en leur faveur de la haute puissance qu'elle leur confère. En conséquence, elle adoptera contre le pouvoir exécutif des lois répressives d'autant plus sévères, qu'elle lui aura confié des pouvoirs plus étendus. Le moins exemplaire de ses châtimens sera la dégradation et la déchéance honteuse de tout membre qui se sera tant soit peu écarté des limites de ses attributions, qui ne se sera pas attaché à la stricte observation des lois, aura détourné de leur destination les fonds qui lui furent affectés pour le bien de l'Etat, n'aura pas fait tout le bien qu'on était en droit d'en attendre, n'aura point fait exécuter ponctuellement chacun de ses jugemens (car une telle nation se jugera toujours elle-même, ou, ce qui revient au même, par des juges choisis par elle seule, par des jurés), etc., etc. « On distingue deux » lois dans le corps politique : la force et la » volonté : celle-ci sous le nom de *puissance* » *législative;* l'autre sous le nom de *puissance* » *exécutive*. Rien ne s'y fait ou ne s'y doit » faire sans leur concours. » J.-J. ROUSSEAU.

Une nation aussi amie de ses libertés que celle qui nous occupe ici, ne verra absolument dans ses magistrats suprêmes que des dépositaires momentanés de sa volonté, que des officiers supérieurs du peuple, que des serviteurs de la patrie ; se fera rendre, à des intervalles de temps très-rapprochés, le compte le plus sévère des fonds qui lui furent affectés, ne lui accordera que des généraux, des ministres et des magistrats subalternes élus par elle seule ou ses représentans. « Qu'est-ce donc que le Gouvernement, » dit l'auteur du *Contrat social?* Un corps » intermédiaire, établi entre les sujets et le » souverain (le peuple) pour leur mutuelle » correspondance, chargé de l'exécution des » lois et du maintien de la liberté tant ci- » vile que politique. Les membres de ce corps » s'appellent *magistrats* ou *rois*, c'est-à-dire » gouverneurs, et le corps entier le *prince*. » Ainsi, ceux qui prétendent que l'acte par » lequel un peuple se soumet à des chefs n'est » point un contrat, ont grande raison : ce » n'est absolument qu'une commission, un » emploi dans lequel, simples officiers du » souverain (peuple), ils exercent en son » nom le pouvoir dont il les a faits déposi- » taires, et qu'il peut limiter, modifier et re-

» prendre quand il lui plaît, l'aliénation d'un
» tel droit étant incompatible avec la nature
» du corps social, et contraire au but de l'as-
» sociation. »

En prononçant que tous les citoyens sont également admissibles à tous les emplois qui se rattachent au pouvoir exécutif, la nation n'y laissera pénétrer que les hommes qui réuniront, dans un degré plus ou moins élevé, toutes les qualités, et surtout la probité qu'elle fut jalouse de trouver dans les chefs suprêmes. Pour atteindre ce but important, un examen solennel de tous les sujets jaloux de parcourir la carrière de l'administration publique aura lieu, chaque année, devant elle seule ou ses délégués, et elle ne confiera ainsi le maniement des affaires publiques qu'à ceux qui se seront le plus distingués par la connaissance approfondie des lois et de leur véritable esprit, par la justesse de leur raisonnement, en un mot, par un mérite et des capacités réelles. « Il ne faut pas beaucoup de
» probité, dit Montesquieu, pour qu'un gou-

» vernement monarchique ou un gouvernement despotique se maintienne ou se soutienne : la force des lois dans l'un, le bras du prince toujours levé dans l'autre, règlent ou contiennent tout. Mais dans un État populaire, il faut un ressort de plus, qui est la Vertu. »

CHAPITRE V.

FACULTÉS PHYSIQUES ET INTELLECTUELLES DE L'HOMME. — INTELLIGENCE DES ANIMAUX COMPARÉE A CELLE DE L'HOMME.

> « La mémoire, l'imagination, l'attention,
> » la réflexion et le génie, dépendent d'une
> » certaine nature de fibres, d'une certaine
> » disposition du cerveau. Le degré de per-
> » fection de chaque faculté répond donc à
> » l'état des fibres, qui sont les instrumens
> » de cette faculté. »
>
> BONNET.

Nous devons entendre par facultés de l'homme tous les moyens d'action que la nature mit en son pouvoir pour la satisfaction des différens besoins auxquels il se trouve soumis. « Sujet à l'action de tous les corps de » la nature, dit Cabanis, l'homme trouve à » la fois, dans les impressions qu'ils font sur » ses organes, la source de ses connaissances

» et les causes même qui le font vivre ; car
» vivre, c'est sentir : et dans cet admirable
» enchaînement des phénomènes qui consti-
» tuent son existence, chaque *besoin* tient au
» développement de quelque *faculté;* chaque
» faculté , par son développement même, sa-
» tisfait à quelque besoin, et les facultés s'ac-
» croissent par l'exercice, comme les besoins
» s'étendent avec la facilité de les satisfaire.»

Ainsi toute faculté suppose un besoin , de même qu'il ne peut exister en nous aucun besoin sans que nous possédions en même temps la faculté de le satisfaire. Nous verrons bientôt que la faculté de faire concourir toutes ces puissances à notre bien-être est un droit incontestablement inhérent à la nature humaine.

Nous ferons des facultés de l'homme la même division que nous avons adoptée pour l'exposition de ses besoins, c'est-à-dire , facultés relatives à la vie interne , facultés relatives à la vie de l'espèce, facultés relatives à la vie de relation.

Les facultés relatives à la vie interne consistent particulièrement dans la triple puissance digestive, respiratoire et circulatoire.

Les facultés relatives à la reproduction des êtres gisent dans la puissance merveilleuse dont jouissent les sens, de faire surgir d'une portion d'eux-mêmes un nouvel être organisé, agissant, sentant et pensant comme eux.

Les facultés relatives à la vie de relation consistent dans la puissance dont jouissent l'encéphale et l'intellect, de ressentir les impressions qui leur sont transmises par les sens et par les nerfs, de s'appesantir sur elles, de les conserver plus ou moins long-temps, de les sentir de nouveau lors même que le modificateur n'agit plus, d'en apprécier la nature, de les comparer, d'en tirer des conséquences, et d'imprimer à l'organisme entier, ou à certains appareils seulement, un mode d'action propre à mettre le corps dans des rapports convenables avec ces impressions, ou plutôt les circonstances qui les ont fait naître.

Ces principales facultés que nous venons d'énumérer, et d'où dépendent toutes les autres facultés inhérentes à la nature vivante, sont communes à toutes les espèces d'animaux, et reconnaissent pour mobiles les deux grandes puissances que nous connaissons sous les noms *d'instinct* et *d'intelligence.*

Le mot *instinct,* qui, d'après son étymologie grecque (*chose qui pique, aiguillonne à l'intérieur*), semble ne faire naître à l'esprit que l'idée de *stimulations internes,* signifie en réalité l'ensemble des sensations organiques, des transmissions nerveuses, des impressions cérébrales, des déterminations et des actes intérieurs ou extérieurs tendant sûrement à la conservation ainsi qu'au bien-être de l'individu, ayant toujours lieu d'une manière naturelle, spontanée, irréfléchie.

Ainsi, respirer l'air vivifiant qui nous entoure, prendre les alimens nécessaires au maintien de l'existence, repousser tout agent qui occasione le moindre malaise, anéantir l'être qui nous blesse et tend à notre destruction, satisfaire nos appétits sexuels dès l'instant où ils nous font ressentir leur influence, nous livrer, en un mot, à tous les actes commandés par l'amour naturel de la conservation et du bien-être, constituent ce que l'on appelle les déterminations instinctives.

Il y a, au contraire, intelligence toutes les fois que les inspirations et les actes instinctifs sont réprimés ou simplement modifiés par la volonté de l'individu : ainsi l'intelligence se montre partout où l'on voit un combat livré à l'instinct, et des actes non commandés par ce principe de conservation.

La sensibilité physique est la puissance qui met en jeu toutes les déterminations instinctives, tandis que le concours de la mémoire et de la sensibilité morale est nécessaire à l'exercice des actes de l'intelligence. « La mémoire n'est à son tour, dit Helvétius, qu'une sensation continuée, mais affaiblie. » Ainsi, se rappeler des sensations, c'est encore les sentir, quoique avec moins de force. « Nous » avons en nous, dit cet auteur, deux facul-

» tés dont l'existence est généralement re-
» connue : l'une est la faculté de recevoir les
» impressions différentes que font sur nous
» les objets extérieurs (disons aussi les inté-
» rieurs) : on la nomme sensibilité physique ;
» l'autre est la faculté de conserver l'impres-
» sion que ces objets ont faite sur nous : on
» l'appelle mémoire, et la mémoire n'est
» autre chose qu'une sensation continuée,
» mais affaiblie.

» Ces facultés que je regarde comme les
» causes productrices de nos pensées, et qui
» nous sont communes avec les animaux, ne
» nous fourniraient qu'un très-petit nombre
» d'idées, si elles n'étaient jointes en nous à
» une certaine organisation extérieure.

» Lorsque, par une suite de mes idées,
» ou par l'ébranlement que certains sons
» causent dans l'organe de mon oreille, je
» me rappelle l'image d'un chêne, alors mes
» organes intérieurs doivent se trouver à peu
» près dans la même situation où ils étaient
» à la vue de ce chêne. Or, cette situation

» des organes doit incontestablement pro-
» duire une sensation : il est donc évident
» que se ressouvenir, c'est sentir.

» Ce principe posé, je dis encore que c'est
» dans la capacité que nous avons d'aperce-
» voir les ressemblances ou les différences,
» les convenances ou les disconvenances
» qu'ont entre eux les objets divers, que con-
» sistent toutes les opérations de l'esprit.
» (*intende humane*). Or, cette capacité n'est
» que la sensibilité physique même : tout se
» réduit donc à sentir. » Nous ne pouvons, en effet, comparer les objets entre eux que d'après les impressions qu'ils produisent sur notre être. Comparer deux objets, c'est sentir, goûter tour-à-tour les impressions qu'ils font naître en nous.

« La question renfermée dans ces bornes,
» j'examinerai maintenant si *juger* n'est pas
» sentir. Quand je juge la grandeur ou la
» couleur des objets que l'on me présente, il
» est évident que le jugement porté sur les
» différentes impressions que ces objets ont

» faites sur mes sens, n'est proprement qu'une » sensation, que je puis dire également je » *juge* ou je *sens* que, etc. » En effet, nous ne pouvons juger des objets que par la connaissance des effets qu'ils ont déterminés sur nos sens; et lors même que nous nous occupons des choses les plus abstraites, nous ne pouvons les juger qu'en nous les représentant sous la forme matérielle. Ainsi, pour juger de la différence qu'il y a entre la vertu et le vice, nous devrons naturellement nous représenter un homme pratiquant toujours le bien, c'est-à-dire, ne se livrant qu'à des actes favorables à notre bien-être, à celui de la société entière, et *vice versâ*. Pourrions-nous avoir une idée des infinies perfections de la Divinité, sans les effets merveilleux que produisent sur nos sens cet ordre, cette harmonie, cette beauté admirable qui règnent dans l'univers? N'est-ce pas par les sens internes ou externes que nous sommes avertis de ces perfections, et les juger telles, n'est-ce pas en être pénétré, les ressentir en un mot?

« Mais, dira-t-on, faudra-t-il mettre encore au rang des sensations les jugemens » portés, par exemple, sur l'excellence plus » ou moins grande de certaines méthodes, » telles que la méthode propre à placer beaucoup d'objets dans notre mémoire, ou la méthode des abstractions, ou celle de l'analyse? » Ce sont là assurément les plus hautes conceptions de l'intelligence : raisonnement, » imagination, art, génie, tout est compris » dans la découverte d'une bonne méthode.

» Pour répondre à cette objection, il faut » d'abord déterminer la signification de ce » mot méthode. Une méthode n'est rien » autre chose que les moyens dont on se sert » pour parvenir à un but qu'on se propose. » Supposons qu'un homme ait envie de placer certains objets ou certaines idées dans » sa mémoire, et que le hasard les y ait rangés de manière que le ressouvenir d'un fait » ou d'une idée lui ait rappelé le souvenir » d'une infinité d'autres faits ou d'autres » idées, et qu'il ait ainsi gravé plus facile-

» ment et plus profondément certains objets
» dans sa mémoire : alors, juger que cet or-
» dre est le meilleur, et lui donner le nom
» de méthode, c'est dire qu'on a fait moins
» d'efforts d'attention, qu'on a éprouvé une
» sensation moins pénible, en étudiant dans
» cet ordre que dans tout autre : or, le res-
» souvenir d'une sensation pénible, c'est
» sentir; il est donc évident que, dans ce cas,
» *juger* est *sentir.* »

Ces raisonnemens d'Helvétius tendent à démontrer que l'âme est corporelle, ce qui, au reste, n'est pas de sa part porter atteinte au dogme de l'immortalité de l'âme, puisqu'il ne serait pas impossible à Dieu de rendre la matière immortelle, ainsi que l'ont pensé saint Irénée, Tertullien, saint Ambroise, saint Hilaire, et autres Pères de l'Église. Mais ce n'est nullement sous un semblable rapport que nous nous occupons ici du grand rôle que jouent la sensibilité physique et les nerfs dans l'exercice des facultés intellectuelles : nous ne tendons à autre chose qu'à démontrer que, bien que l'on puisse et doive même reconnaître dans nous l'existence d'un principe immatériel et immortel, il n'en est pas moins vrai que toutes les opérations de ce principe ne peuvent s'exécuter sans le secours des organes, que rien ne pénètre dans l'âme que par les sens, que les effets des modificateurs varient selon les dispositions de l'organisme, que les perversions des organes, et notamment du cerveau, en apportent de plus ou moins grandes dans l'exercice de la pensée, et que, conséquemment, cultiver l'organisme, c'est cultiver aussi le moral. Cette vérité nous offre un chemin facile à la perfection de notre entendement; car nous serons toujours disposés à croire qu'il nous est plus aisé d'agir sur nos organes que sur un principe immatériel; et certes, cette persuasion sera pour nous un puissant motif d'encouragement dans cette tendance que nous avons tous à la perfection. Mais nous n'en sommes pas encore à ces importantes questions.

L'homme se distingue-t-il des autres animaux par la perfection de son entendement? est une question qui se présente naturellement dans l'histoire de nos facultés, et elle fut loin d'être regardée comme oiseuse par Helvétius et un grand nombre d'autres philosophes distingués, non pas que personne ne doute de la supériorité réelle de l'homme sur tous les autres animaux, mais parce que cette question est de nature à jeter le plus grand jour sur l'étude des facultés intellectuelles. C'est en procédant du simple au composé que l'on parvient à la solution des questions les plus ardues, les plus abstraites et les plus difficiles à résoudre. D'après ce, peut-être ne serait-il pas indifférent de commencer l'étude du plus parfait des animaux par celle de ceux que l'on place dans un degré tout-à-fait inférieur? C'est ce que nous allons essayer de faire dans les articles suivans. Mais auparavant nous croyons qu'il importe de nous former une idée au moins superficielle de la nature réelle des animaux en général, du moins pour ce qui a trait aux phénomènes instinctifs et intellectuels.

L'instinct se trouve développé au suprême degré chez les animaux : c'est une vérité dont tout le monde convient et qu'il est conséquemment, inutile de chercher à démontrer ici.

Les animaux sont doués d'organes sensibles, de nerfs exerçant les mêmes fonctions que dans l'homme : donc ils sont susceptibles de sensations, de plaisir ou de douleur, d'amour, de haine, de passions : leur refuser ces facultés, ce serait en faire des êtres purement inorganiques, ou, ce qui revient au même, leur refuser la vie, ce qui serait une absurdité que personne n'oserait ni avancer, ni soutenir.

Si se rappeler, comparer, juger, etc., n'est rien autre chose qu'une série d'opérations dérivant toutes naturellement et nécessairement de la faculté de sentir, il s'ensuit évidemment que les animaux offrent une dose plus ou moins considérable d'intelligence, et que c'est à tort que l'homme se qualifie exclusivement du titre de raisonnable.

L'entendement humain, disent tous les philosophes, consiste dans la faculté dont jouit l'homme, de concevoir des idées, de fixer son attention sur elles, de se les rappeler, de les comparer les unes aux autres, de trouver les différences ou les rapports qu'elles offrent entre elles, d'en faire découler des vérités; c'est-à-dire que l'homme paraît se distinguer des autres animaux par l'attention, la perception, la mémoire, le jugement, le raisonnement et l'imagination.

Dirigeons actuellement nos regards vers un certain nombre de phénomènes vitaux, provoqués dans les animaux par certaines circonstances, et voyons si nous ne trouverons pas chez eux l'existence de ces brillantes facultés sur lesquelles nous basons nos titres de supériorité. Que le chien soit le sujet de notre examen, comme étant l'animal dont nous sommes le plus souvent à même d'observer les mœurs.

Deux sortes d'alimens également nutritifs lui sont présentés : il rejette l'un, et se repaît de l'autre avec plus ou moins d'avidité, selon qu'après les avoir goûtés successivement il a ressenti des impressions plus agréables du second que du premier. (Impression organique, transmission nerveuse, perception cérébrale, attention, idée, distinction de la nature spéciale de deux objets, comparaison, préférence.)

Je conduis loin de ma demeure cet animal fidèle, et viens à le perdre. La route que j'ai tenue est telle, qu'il ne saurait retrouver les traces de mes pas, ou plutôt trouver un guide dans les émanations de mon corps à la surface du sol que j'ai parcouru, et il est perdu dans des lieux qui n'ont jamais frappé ses regards. Une inquiétude cruelle vient accabler tout son être; il s'agite en mille sens divers, vole sur la surface de la terre avec la rapidité de l'éclair, porte successivement son œil inquiet sur tous les individus qui s'offrent à sa course, le détourne rapidement dès l'instant où ils ne peuvent lui fournir aucun indice, et continue ainsi ses actives recherches pendant des heures et des journées entières. Enfin, s'offre à lui un chemin qu'il a déjà parcouru avec son maître il y a plus ou moins long-temps ; il le considère attentivement, le reconnaît, rappelle à sa pensée la direction qu'il a prise anciennement, soit pour se rendre de ce point à la maison, soit de celle-ci à ce point connu : il est sur la route du retour, et bientôt les caresses du premier vont le consoler d'une si pénible séparation. (Attention, mémoire, etc.)

Au moindre signal, le fidèle gardien de ma maison se met en ordre de me défendre et de se jeter impétueusement sur mon agresseur. Cependant, une impulsion aveugle ne présidera point au combat auquel le voilà courageusement disposé : il se tiendra en garde contre les armes de mon adversaire, avancera et reculera, essaiera de l'attaquer par-devant, par-derrière ou sur les côtés, selon les obstacles ou les dangers qui se présenteront ; enfin, évitant sagement les coups d'une mort certaine et d'un dévouement sans utilité, il saura faire le choix le plus éclairé comme le plus prompt du point faible par lequel il pourra saisir mon ennemi, et le mettre en pièces. (Attention, comparaison, analyse, méthode.)

Des caresses, des corrections et des châtimens antécédens et plus ou moins fréquemment répétés, ont placé mon chien sous mon étroite dépendance, et l'ont même appris à chercher dans l'expression de ma physionomie les dispositions de mon âme envers lui : des traits épanouis, une bouche riante, un regard d'intérêt, sont pour lui les plus doux encouragemens qui font qu'il se précipite avec joie vers moi, à l'effet de me prodiguer des milliers de caresses pour n'en recevoir qu'une seule ; le moindre regard de sévérité arrête subitement son élan, le fait ramper humblement à mes pieds, le pénètre d'inquiétude. (Esprit d'observation, intelligence des gestes, sympathie de relation, jugement.)

Certains actes de mon chien ont mérité ma colère, quelques légers châtimens, des réprimandes sévères : jugeant sainement de la différence que certaines fautes ont apportée dans sa position et son bien-être ordinaire, il se gardera d'y tomber de nouveau, à quelque tentation que l'expose la faim, la soif et toutes les autres inspirations instinctives. (Connaissance du langage de l'homme, triomphe de l'intelligence sur l'instinct, raisonnement, perfectibilité.)

L'entrée de ma maison se trouve ouverte à un certain nombre de personnes de classes différentes : le luxe, la misère et les nombreux degrés qui les séparent, sont tour à tour introduits dans ma demeure. La réception n'est pas la même pour toutes : certains vêtemens attirent mes civilités, mes respects, mes hommages ; certains autres ne produisent sur moi qu'un sentiment d'indifférence ; il en est enfin qui sont de nature à n'éprouver que le plus parfait dédain de ma part. Observateur attentif de mes mœurs, de mes habitudes, de mes goûts et de mes préférences, mon chien s'en sera bientôt formé l'idée la plus claire et la plus complète : comme moi, si j'ai ces indignes faiblesses, il fêtera la riche parure; comme moi, il sera indifférent envers certaines nuances; longtemps avant moi, il repoussera de ses aboiemens et de ses dents les lambeaux du gueux; souvent même ses rêves, dont il me donne des signes certains par ses cris, ses agitations, ses soupirs, au milieu du plus profond sommeil, ne seront provoqués que par le souvenir des circonstances dans lesquelles il s'est trouvé avec son maître. (Imagination, etc.)

Ainsi, l'on voit qu'un chien, même fort peu cultivé, participe de toutes les facultés que l'on se plaît à considérer comme propres à l'homme seul; c'est-à-dire qu'il éprouve le sentiment du plaisir et de la douleur, qu'il pèse les impressions qui lui sont transmises par les nerfs, s'en forme des idées claires, les compare à d'autres idées, les juge, en tire des conséquences, se crée, pendant même le sommeil, des scènes de plaisir ou de douleur, et jouit ainsi de la faculté procréatrice, si toutefois on peut dire que l'homme lui-même a cette puissance. Des phénomènes analogues s'observent dans tous les autres animaux,

Malgré la parfaite analogie de sentiment, d'instinct, d'action, d'intelligence et de perfectibilité, que la nature fit éclater parmi les différentes espèces d'animaux, il n'en demeure pas moins incontestable que l'homme forme le plus beau comme le plus parfait de ses ouvrages, tant au physique qu'au moral.

Les plus belles facultés de l'homme, celles qui le rendent susceptible du plus haut degré de perfection, et lui assignent un rang si élevé parmi tous les autres animaux, trouvent leur source dans des dispositions organiques spéciales, telles que l'organisation de la main, du larynx, du cerveau, etc., qu'il nous importe d'étudier successivement pour avoir une idée juste de sa nature. « On a » beaucoup écrit sur l'âme des bêtes, dit Hel-

« vétius ; on leur a tour-à-tour ôté et rendu
» la faculté de penser, et peut-être n'a-t-on
» pas assez scrupuleusement cherché, dans
» la différence du physique de l'homme et
» de l'animal, la cause de l'infériorité de ce
» que l'on appelle l'*âme des animaux.* »

CHAPITRE VI.

L'HOMME EST-IL UN ANIMAL QUADRUPÈDE ?

Pronaque cùm expectant animalia cœtera terram,
Os homini sublime dedit, cœlumque tueri
Jussit, et erectos ad sidera tollere vultus.

OVIDE.

CHEZ l'homme, le pied forme avec la jambe un angle parfaitement droit; des puissances musculaires à peu près égales agissent dans de justes proportions à la partie antérieure et à la partie postérieure de celle-ci; la portion du pied qui repose sur le sol offre une surface très-étendue, laquelle se prolonge considérablement en avant, d'où, d'une part, la facilité pour lui de se maintenir en équilibre sur la plante des pieds, de parcourir le sol dans cette attitude, et de l'autre, la difficulté et la fatigue qu'il éprouverait de plier le pied sur la jambe pour la marche quadrupède.

L'homme est de tous les animaux celui dont la tête se montre la plus volumineuse, la plus pesante, eu égard au reste du corps, et, de plus, la plus susceptible de ces congestions sanguines cérébrales, désignées vulgairement sous le nom de *coups de sang*; de là l'impossibilité pour lui de marcher à la manière des quadrupèdes, tant pour la gêne qui résulterait du poids excessif de la tête, que pour les apoplexies fréquentes auxquelles il se trouverait exposé.

La bouche de l'homme est peu allongée, et ne se prolonge jamais en museau comme chez les quadrupèdes : de là l'excessive difficulté qu'il éprouverait à saisir les alimens ou autres objets sur la surface de la terre, s'il marchait à la manière de ces animaux.

Les yeux de l'homme sont placés dans les orbites, de manière à ne recevoir horizontalement les rayons lumineux que quand il repose sur les pieds, et il ne pourrait évidemment dans la marche quadrupède, voir ni devant, ni au-dessus de lui.

D'autres dispositions anatomiques offertes par les bras, le bassin et le reste du tronc, pourraient encore être invoquées en faveur de cette vérité, que la marche bipède est la seule naturelle à l'homme; mais en voilà plus qu'il n'en faut peut-être pour en démontrer l'évidence aux yeux de tous.

Les différens animaux dits mammifères ou quadrupèdes, offrant des dispositions organiques tout-à-fait différentes de celles que nous venons d'observer dans l'homme, il en résulte qu'ils ne peuvent marcher commodément que sur les quatre pieds, et que, conséquemment, non-seulement la marche bipède est naturelle à l'homme, mais qu'elle lui appartient exclusivement, comparé du moins avec les animaux qui se rapprochent le plus de lui sous le rapport de l'organisation, de l'instinct et de l'intelligence. « Les pieds » de l'orang-outang, dit M. le professeur

» Richerand, qui, par la disposition générale » de ses organes, présente avec l'espèce hu- » maine une si frappante conformité, res- » semblent à une main grossièrement orga- » nisée, plus faite pour s'accrocher aux ar- » bres sur lesquels cet animal va chercher » sa nourriture, que propre aux usages que » l'homme sait tirer de la sienne. Aussi, la » station sur deux pieds, qu'il affecte dans » certaines occasions, n'est-elle pour lui ni la » plus commode, ni la plus naturelle; et, » comme le dit un philosophe, d'après le té- » moignage de plusieurs voyageurs, si un » danger pressant l'oblige à fuir ou à sauter, » en retombant sur ses quatre pattes, il dé- » cèle bientôt sa véritable origine. Il est ré- » duit à sa juste mesure en quittant cette » contenance qui en imposait, et l'on ne voit » plus en lui qu'un animal à qui son mas- » que spécieux, ainsi qu'à beaucoup d'hom- » mes, n'ajoute aucune vertu de plus. »

Ce mode de progression assure à l'homme de très-grands avantages sur tous les autres animaux mammifères, qui sont, au reste, les seuls que l'on pourrait tenter d'assimiler à l'espèce humaine, avantages dont les principaux sont la facilité de la marche et de la course, l'étendue de la vue, le jeu libre et facile des membres supérieurs.

CHAPITRE VII.

MAIN, DEXTÉRITÉ, TOUCHER ET TACT DE L'HOMME. — ARTS.

« Si la nature, au lieu de mains et de doigts
« flexibles, eût terminé nos poignets par
« un pied de cheval, qui doute que les
« hommes, sans arts, sans habitation, sans
« défense contre les animaux, tout occupés
« du soin de pourvoir à leur nourriture et
« d'éviter les bêtes féroces, ne fussent en-
« core errans dans les forêts, comme des
« troupeaux fugitifs?

HELVÉTIUS.

L'HOMME est le seul de tous les animaux qui jouisse de la faculté d'opposer le pouce aux quatre autres doigts. Si l'on réfléchit ensuite que les puissances musculaires qui sont destinées à porter ce doigt contre les autres, sont des plus étendues, et équivalent même à toute la force réunie de ces derniers, l'on sentira avec quelle énergie l'homme est susceptible de faire jouer des instrumens d'attaque et de défense, de serrer son ennemi, etc., etc.

Non-seulement l'homme jouit de la faculté d'opposer le pouce aux quatre autres doigts, mais il peut encore le faire jouer séparément sur chacun d'eux. De là l'avantage inappréciable pour lui de saisir les objets les plus ténus, de faire jouer les instrumens les plus minimes, de faire des ouvrages infiniment délicats, etc.

Il n'est aucun animal qui présente une main aussi étendue en surface, composée d'un aussi grand nombre d'articles, offrant des doigts aussi allongés, aussi souples, aussi mobiles, une peau aussi délicate, une pulpe nerveuse aussi sensible que celle de l'homme. De là ces autres avantages si précieux de la perfection du toucher, de la perception des qualités d'un très-grand nombre de corps, des idées nettes qui en résultent, de la plus parfaite dextérité, et surtout de la facilité de transmettre ses idées à ses semblables par des signes convenus, tracés sur certains corps, ou, si l'on veut, par l'écriture, l'imprimerie, le dessin, la peinture, etc.

« Si la main était sans doigts, dit l'immor- » tel Buffon, elle ne pourrait nous donner » que des notions très-imparfaites de la forme » des choses les plus palpables, et nous n'au- » rions qu'une connaissance très-confuse des » objets qui nous environnent, ou du moins » il nous faudrait beaucoup plus d'expérien- » ces et de temps pour les acquérir.

» Les animaux qui ont des mains parais- » sent être les plus spirituels : les singes font » des choses si semblables aux actions mé- » caniques de l'homme, qu'il semble qu'elles » aient pour cause la même suite de sensa- » tions corporelles. Tous les autres animaux » qui sont privés de cet organe ne peuvent » avoir aucune connaissance assez distincte » de la forme des choses. Comme ils ne peu- » vent rien saisir, et qu'ils n'ont aucune par- » tie assez divisée et assez flexible pour pou-

» voir s'ajuster sur la superficie des corps, ils
» n'ont certainement aucune notion précise
» de la forme, non plus que de la grandeur
» de ces corps ; c'est pour cela que nous les
» voyons souvent incertains ou effrayés à la
» vue des choses qu'ils devraient le mieux
» connaître. »

Ce n'est pas seulement dans la main que gît le toucher de l'homme, et l'on sait qu'il se trouve répandu à la surface générale du corps, quoique d'une manière infiniment moins prononcée, tandis que le corps des autres mammifères se trouve recouvert de poils ou d'une peau fort dure.

Chacun sait que l'éléphant est le plus intelligent des animaux : il doit évidemment cet avantage à la trompe dont il est armé, laquelle lui sert à la fois à palper comme à saisir les objets, et, privé de cette trompe, il se montrerait tout aussi stupide que les autres animaux.

Tous les naturalistes ont observé que les animaux les plus stupides étaient ceux dont le corps se trouvait recouvert d'une peau ou d'écailles dures, et dont le museau n'était pas organisé de manière à acquérir ou ressentir les qualités tangibles des corps. « Les » poissons, dit Buffon, dont le corps est cou» vert d'écailles, et qui ne peuvent se plier, » doivent être les plus stupides de tous les » animaux; car ils ne peuvent avoir aucune » connaissance de la forme des corps, puis» qu'ils n'ont aucun moyen de les embras» ser, et d'ailleurs l'impression du sentiment » doit être très-faible, et le sentiment fort » obtus, puisqu'ils ne peuvent sentir qu'à » travers les écailles. Ainsi, tous les animaux » dont le corps n'a point d'extrémités qu'on » puisse regarder comme des parties divi» sées, telles que les bras, les jambes, les » pattes, etc., auront beaucoup moins de » sentiment par le toucher que les autres. » Les serpens sont cependant moins stupides » que les poissons, parce que, quoiqu'ils » soient recouverts d'une peau dure et écail» leuse, ils ont la faculté de plier leur corps

» en plusieurs sens sur les corps étrangers, » et, par conséquent, de les saisir. »

Mais, m'objectera-t-on, s'il est vrai que l'homme soit en grande partie redevable de son intelligence et de son industrie à la conformation de sa main, comment se fait-il que les singes, qui offrent une main semblable à la sienne, ne l'égalent pas sous de semblables rapports? Helvétius répond ainsi à cette objection : 1° Les hommes sont plus multipliés sur la terre que les singes, ils les surpassent en force; 2° les singes étant frugivores, ont moins de besoins que les hommes, et par conséquent moins d'invention; 3° leur vie est plus courte; 4° la mobilité singulière de leur économie ne leur permet pas de fixer leur attention sur les objets qui frappent leurs sens.

A ces raisons, nous devons ajouter celles-ci : 1° La peau qui recouvre la face interne de la main des singes est naturellement moins délicate que celle de l'homme, et sans cesse endurcie d'ailleurs par l'habitude qu'ils ont de marcher sur les quatre pieds ; 2° leur peau étant recouverte de poils, ils reçoivent moins de sensations que l'homme, qui l'a nue ; 3° leur larynx n'est point organisé à articuler des sons ; 4° ils ne sont pas bipèdes ; 5° les muscles de la face sont moins prononcés et la physionomie moins expressive ; 6° enfin, la masse encéphalique est beaucoup moins considérable chez eux que chez l'homme.

CHAPITRE VIII.

LARYNX ET AUTRES ORGANES VOCAUX. — OUIE, PAROLE. — SOURDS ET MUETS.

« Refusez à un esprit supérieur l'usage « des caractères, combien de connaissan- « ces lui sont interdites, auxquelles un esprit » médiocre atteindrait facilement? Otez-lui » encore l'usage de la parole : le sort des » muets nous apprend dans quelles bornes » étroites vous le renfermez. Enfin, enlevez- » lui l'usage de toutes sortes de signes; » qu'il ne sache pas faire à propos le moin- » dre geste pour exprimer les pensées les » plus ordinaires, vous aurez en lui un » imbécile. » CONDILLAC.

PRESQUE tous les animaux offrent des organes spéciaux à l'aide desquels ils rendent des sons propres à établir leurs relations avec les différens animaux, à exprimer le plaisir ou la douleur qu'ils ressentent, etc. Chez les uns, on voit à peine un appareil vocal distinct, et les sons qu'ils font entendre ne résultent que du frottement de certaines parties sur d'autres. Dans d'autres animaux, c'est un appareil particulier creux, présentant des membranes susceptibles d'être agitées par l'air qui s'échappe de la poitrine, ou y pénètre, de manière à produire un bruit plus ou moins fort, et de telle ou telle nature, selon la conformation de cet appareil, et les modifications que d'autres organes vocaux accessoires sont susceptibles de lui imprimer.

Mais il n'est aucun animal qui présente un appareil vocal aussi parfaitement organisé que celui de l'homme : un larynx à muscles très-nombreux, très-délicats et éminemment contractiles; des cordes vocales fort étendues, eu égard au volume du reste de l'économie, et surtout de la plus parfaite mobilité; de vastes cavités propres à augmenter la force des sons; une luette et des voiles du palais d'une mobilité égale à celle des cordes et des muscles vocaux; telles sont les dispositions organiques qui nous rendent compte de cette extrême facilité, avec laquelle l'homme crie, chante, et rend des sons de toutes sortes.

Aux dispositions organiques que nous venons d'esquisser, nous devons en ajouter d'autres plus importantes encore à connaître : le plus libre passage des rayons sonores dans les cavités nasales et buccales; les parties internes des premières fosses construites de manière à faire éprouver de grandes modifications aux sons ; de vastes joues augmentant ou diminuant la cavité buccale à la moindre volonté ; une langue éminemment agile, mue par un grand nombre de muscles qui la portent à notre gré, avec une extrême rapidité, tantôt en avant et tantôt en arrière, tantôt en haut et tantôt en bas, tantôt sur les côtés ; des dents dont les dispositions anatomiques ne se rencontrent dans aucun des autres animaux, et contre lesquelles vient battre la langue avec la rapidité de l'éclair;

des lèvres non moins mobiles qu'aucun des autres organes vocaux que nous venons d'énumérer, ouvrant, fermant, agrandissant, rétrécissant l'entrée de la bouche, et donnant ainsi passage à une plus ou moins grande quantité de rayons sonores; tous ces organes essentiellement contractiles, dis-je, agissant en mille sens divers à notre moindre volonté, sont éminemment propres à imprimer aux sons résultant de la vibration des cordes vocales frappées par le passage de l'air, une foule de modifications spéciales faisant de ceux-ci des sons particuliers faciles à distinguer de tous les autres, et pouvant servir à exprimer certaines pensées.

Cette faculté dont jouit l'homme, de modifier la voix à volonté, ou, si l'on veut, d'articuler des sons, est ce que l'on désigne sous le nom de parole.

Les dispositions anatomiques des organes vocaux, chez les autres animaux mammifères (quadrupèdes), sont fort différentes de celles que nous venons d'observer dans l'homme, et telle est la seule raison pour laquelle ils ne peuvent point parler. Le singe est, d'entre tous les mammifères, l'animal dont la bouche, la langue et les lèvres offrent le plus d'analogie avec celles de l'homme, et pourrait certainement articuler des sons comme nous, si les rayons sonores, en s'échappant du larynx, n'allaient se perdre dans des espèces de vessies désignées sous le nom de sacs *hyo-thyroïdiens*, sacs que l'on observe chez tous ces animaux. Quand le singe veut rendre des sons tant soit peu forts, l'air pénètre dans ces sacs, lesquels se gonflent pour se vider ensuite, de manière que cet animal se trouve privé de la faculté de fournir aux différentes parties de la bouche les sons qu'elles seraient susceptibles de modifier, d'articuler, sans cette disposition organique. Ainsi, le singe serait-il le plus intelligent des êtres, surpasserait-il en génie tout ce que nous admirons le plus parmi les hommes, il se trouverait dans l'impossibilité physique d'articuler aucun son, de prononcer une seule parole, et ce mutisme, il

ne le doit qu'à l'existence des sacs dont nous venons de parler. « On n'a pas assez fait at-
» tention, dit Camper, en parlant de l'orang-
» outang, le plus intelligent des singes, que
» cet être, si voisin de nous par la forme ex-
» térieure, ne se trouvait dans l'impossibilité
» de parler qu'à cause de deux sacs mem-
» braneux placés près du pharynx, lesquels
» étouffent sa voix. »

Il est quelques oiseaux dont les organes vocaux sont constitués de manière à leur donner la faculté d'articuler un certain nombre de sons ; mais ce n'est qu'une grossière imitation de la parole de l'homme. Celui-ci seul les dresse à cet exercice, et ils n'y peuvent faire que les plus faibles progrès, en dépit de l'éducation la plus soigneusement suivie. Ce qui démontre que la parole n'est naturelle et propre qu'à l'homme seul, c'est qu'on n'a jamais trouvé d'animaux qui pussent articuler clairement des sons sans les leçons de celui-ci, et que ceux qui y excellent le plus n'attachent même point de sens aux mots qu'ils parviennent à prononcer.

La faculté dont jouissent certains animaux d'articuler quelques sons provient, comme on le pense bien, d'une certaine analogie de conformation de leurs organes vocaux avec ceux de l'homme, et l'impossibilité où ils se trouvent d'en articuler un plus grand nombre ne résulte aussi évidemment que de l'imperfection de ces mêmes organes. Quant à ce qui a trait au défaut de sens attaché aux mots que nous parvenons à leur faire prononcer, nous ne pouvons l'attribuer qu'à l'énorme différence qu'il plut à la nature d'établir entre eux et l'homme, sous le rapport de la conformation de la main, du cerveau, etc., etc.

De tous les moyens de communication accordés à l'homme par la nature, il n'en est point qui contribue plus puissamment à lui assigner le haut rang qu'il occupe parmi les êtres créés, que la précieuse faculté de rendre ses pensées par la parole. Par là il transmet et reçoit tour-à-tour une foule d'idées et de vérités ; il s'instruit de l'expérience et des connaissances de ses semblables, en même temps qu'il verse sur eux les bienfaits de ces avantages ; il profite même des leçons des siècles les plus reculés par la voie de la tradition ; il épanche les sentimens de son cœur dans le sein de l'amitié, qui lui prodigue à l'occasion les plus tendres consolations ; il forme des alliances, conclut des traités, arrête avec ses semblables des plans d'attaque ou de défense à l'occasion ; il peut raisonner sur ses idées et en tirer des conséquences importantes. Quel plus puissant moyen d'agrandir le cercle de ses connaissances, de perfectionner son intelligence, de trouver en un mot la voie du bonheur ! La presse, ce puissant auxiliaire de la parole, est parmi les nations ce qu'est celle-ci parmi les particuliers.

La surdité de naissance entraîne toujours le mutisme, ainsi que le célèbre Sicard l'a observé parmi le grand nombre de sourds et muets de naissance qui furent commis à ses soins. Aussi cet auteur pense-t-il que l'absence de la parole devrait plutôt être qualifiée de silence que de mutisme. Le mutisme, en effet, ne résulte chez eux que de l'ignorance absolue où ils sont des sons ainsi que de leurs significations particulières : ils n'offrent dans les organes vocaux aucun vice de conformation qui puisse s'opposer aux usages auxquels ils sont destinés, et l'on connaît un grand nombre de personnes regardées comme sourdes et muettes de naissance, lesquelles sont parvenues à parler en observant et imitant les mouvemens des lèvres et autres parties de la bouche des personnes qui les formaient à ce genre d'exercice.

D'après les usages importans de l'ouïe et de la parole, l'on sentira facilement que les personnes privées de ces deux puissans moyens de perfectionnement ne seront aptes qu'à un très-petit nombre d'idées et de connaissances, qu'on pourrait même les considérer comme presque idiotes. « L'ouïe, dit » Buffon, est bien plus nécessaire à l'homme

» qu'aux autres animaux. Ce sens n'est dans » ceux-ci qu'une propriété passive capable » seulement de leur transmettre les impres- » sions étrangères. Dans l'homme, c'est non- » seulement une propriété passive, mais une » faculté qui devient active par l'organe de » la parole; c'est en effet par ce sens que » nous vivons en société, que nous recevons » la pensée des autres, et que nous pouvons » leur communiquer la nôtre. Les organes » de la voix seraient des instrumens inutiles, » s'ils n'étaient mis en mouvement par ce » sens. Un sourd de naissance est nécessai- » rement muet; il ne doit avoir aucune con- » naissance des choses abstraites et géné- » rales. »

Le fait suivant, communiqué à l'Académie des Sciences par Félibien, membre de l'académie des Inscriptions, est de nature à jeter le plus grand jour sur la question qui nous occupe ici. Un jeune homme de Chartres, âgé de vingt-trois à vingt-quatre ans, sourd et muet de naissance, commença tout-à-coup à parler, au grand étonnement de toute la ville. On sut de lui que trois ou quatre mois auparavant, il avait entendu le son des cloches, et avait été extrêmement surpris de cette sensation nouvelle et inconnue. Ensuite il lui était sorti une espèce d'eau de l'oreille gauche, et il avait entendu parfaitement des deux oreilles.

Il fut trois ou quatre mois à écouter sans rien dire, s'accoutumant à répéter tout bas les paroles qu'il entendait, et s'affermissant dans la prononciation ainsi que dans les idées attachées aux mots; enfin il se crut en état de rompre le silence, et déclara qu'il parlait, quoique ce ne fût qu'imparfaitement.

Aussitôt des théologiens habiles l'interrogèrent sur son état passé, et leurs questions principales roulèrent sur Dieu, sur l'âme, sur la bonté ou la malice morale des actions. Il ne parut pas avoir poussé ses pensées jusque-là. Quoiqu'il fût né de parens catholiques, qu'il assistât à la messe, qu'il fût instruit à faire le signe de la croix et à se mettre à genoux dans la contenance d'un homme qui prie, il n'avait jamais joint à tout cela aucune intention, ni compris celle que les autres y joignent. Il ne savait pas bien distinctement ce que c'était que la mort, et il n'y pensait jamais. Il menait une vie purement animale, tout occupé des objets sensibles et présens, et du peu d'idées qu'il recevait par les yeux. Il ne tirait pas même de la comparaison de ses idées tout ce qu'il semble qu'il en aurait pu tirer. Ce n'est pas qu'il n'eût naturellement de l'esprit : mais l'esprit d'un homme privé du commerce des autres est si peu exercé et si peu cultivé, qu'il ne pense qu'autant qu'il y est indispensablement forcé par les objets extérieurs. Le plus grand fond des idées des hommes est dans leur commerce réciproque. (*Mémoire de l'Académie des Sciences.*)

Tels seraient tous les sourds et muets de naissance, s'ils ne devenaient pas l'objet de soins spéciaux, c'est-à-dire, si l'on ne leur donnait point une éducation adaptée à leur situation. Les organes vocaux ne restent dans l'inaction chez eux que parce qu'ils ignorent qu'ils ont un moyen de communiquer leurs pensées. Il est très-possible de leur donner les idées, ou au moins une grande partie des idées qui leur manquent, par des signes et par l'écriture, lesquels remplacent alors la parole, qui n'est elle-même qu'un signe. Ils peuvent, avec le temps et des soins, non-seulement apprendre à lire, à écrire, à comprendre tout genre d'ouvrage, mais encore apprendre à parler assez correctement. Nous sommes particulièrement redevables de ce plan d'éducation à la méthode d'enseignement de Rodrigue Pereire, perfectionnée par l'abbé Sicard. L'espace ne nous permet pas de l'exposer ici; mais en voilà assez pour démontrer que, si ces moyens ne peuvent point remplacer parfaitement l'ouïe, ils donnent au moins aux sujets qui en ont ressenti les bienfaits une aptitude à juger sainement des choses.

CHAPITRE. XI.

LE LANGAGE DES GESTES, ET PARTICULIÈREMENT DE LA PHYSIONOMIE. — MOUVEMENS.

« Lorsque l'âme est tranquille, toutes les
» parties du visage sont dans un état de
» de repos. Leur proportion, leur union,
» leur ensemble marquent encore assez la
» douce harmonie des pensées, et répon-
» dent au calme de l'intérieur. Mais lors-
» que l'âme est agitée, la face humaine
» devient un tableau où les passions sont
» rendues avec autant de délicatesse que
» d'énergie. »

BUFFON.

En contact permanent avec une foule d'êtres favorables ou nuisibles à son existence et à son bien-être, l'homme avait besoin de pouvoir s'approcher des uns et s'éloigner des autres.

La nature le doua, pour cette fin, d'un appareil organique spécial, lequel consiste particulièrement dans les muscles, parties éminemment contractiles, animées par les nerfs de la vie de relation, dont l'action se trouve conséquemment placée sous l'influence directe de la volonté. (Il est inutile d'observer que nous ne parlons ici que des muscles destinés à mettre l'homme en rapport avec les objets extérieurs.)

Ces organes allongés et plus ou moins aplatis se composent d'une foule de fibres liées entre elles par le tissu cellulaire, et toutes susceptibles de se contracter, de se raccourcir, ou, si l'on veut, de se replier sur elles-mêmes, sous l'influence de la volonté. Libres dans leur partie moyenne, et attachés aux os par leurs deux extrémités ou par des tendons qui leur font suite, nul doute que, se contractant, les muscles ne tendent à rapprocher l'une de l'autre les deux parties auxquelles ils s'insèrent.

A l'effet de faciliter le rapprochement des

os entre eux, ainsi que des autres parties auxquelles le système osseux sert de charpente, ces organes solides, du moins ceux destinés à des mouvemens particuliers, sont réunis par leurs extrémités de manière à pouvoir glisser les uns sur les autres, et à se rapprocher ainsi des points vers lesquels ils sont entraînés par la puissance musculaire.

Un exemple rendra cette théorie beaucoup plus claire. Les os de la jambe sont articulés avec celui de la cuisse par des moyens d'union qui permettent à la première de se porter en avant, en arrière et sur les côtés. De la cuisse à la jambe s'étendent des muscles que nous pouvons diviser, pour nous faire plus facilement comprendre des personnes non initiées dans les sciences médicales, en antérieurs, en postérieurs, en latéraux internes, en latéraux externes. La contraction, ou, si l'on veut, le raccourcissement des muscles antérieurs étendra la jambe, la portera en avant; celle des postérieurs la dirigera en arrière, etc. Tel est, généralement parlant, le mécanisme de tous les mouvemens dont l'homme est susceptible.

Ainsi que nous l'avons déjà dit, chacun des muscles qui nous occupent ici, reçoit les principes de sa sensibilité et de son action, des nerfs fournis par le cerveau ou ses prolongemens, et tous exécutent leurs mouvemens sous l'influence directe de la volonté, dès l'instant où l'ordre leur en est intimé. C'est surtout dans cette puissance de l'âme sur les organes actifs du mouvement que nous avons lieu d'admirer l'extrême influence du moral sur le physique. Cependant il n'en reste pas moins constant que le mécanisme des contractions musculaires est un phénomène purement organique : chacun des mouvemens du corps n'a absolument lieu que conformément aux lois de la mécanique ; la volonté des bêtes possède le même pouvoir ; toute contraction cesse d'avoir lieu dans un muscle qui se trouve privé de l'influence du cerveau, par la ligature ou la section des nerfs qui l'animent.

L'ensemble des organes qui contribuent aux différens mouvemens du corps, c'est-à-dire, les muscles, les tendons, les os, les moyens d'articulations, etc., porte, en médecine, le nom d'*appareil locomoteur*. Chacun de ces mouvemens a pour fin la satisfaction d'un besoin. L'on peut, à la rigueur, considérer les puissances musculaires comme des moyens d'action placés sous la direction immédiate de l'instinct ainsi que de l'intelligence, et toujours disposés à entrer en action sous la moindre de leurs inspirations. Aussi les mouvemens nécessités par les besoins de l'économie s'exécutent-ils toujours avec la rapidité de l'éclair, dès l'instant où une circonstance quelconque vient l'ordonner.

Mais notre intention n'est pas de traiter ici dans toute son étendue la puissance musculaire : elle comporte des questions infiniment vastes que nous ne saurions exposer dans un ouvrage de la nature de celui-ci. Il nous suffisait de donner un léger aperçu sur le mécanisme des mouvemens, l'influence directe de l'instinct et de l'intelligence sur leur exercice, l'extrême promptitude de leur action dès l'instant où ils sont jugés nécessaires au bien-être de l'économie, leur cessation subite par la lésion plus ou moins grave des nerfs destinés à leur porter le sentiment, enfin, le but de chacun d'eux, qui est toujours la satisfaction d'un besoin, l'obtention d'un plaisir, la fuite d'une cause de destruction, la répulsion de tout ce qui tend à troubler l'harmonie des fonctions.

L'habitude où sont les muscles de veiller constamment à la satisfaction de tous nos besoins et de toutes nos volontés, en fait, pour ainsi dire, des sentinelles vigilantes toujours disposées à entrer en action à la moindre impression que nous venons à ressentir. La plus légère sensation, un souvenir, un rêve même, suffisent pour les mettre en exercice ; et telle est la promptitude de leur action, que souvent ils semblent se contracter long-temps avant même que nous en ayons senti le besoin.

Les différentes passions dont l'homme est susceptible exercent toutes une influence plus ou moins marquée sur l'appareil locomoteur. Nous savons, en effet, que toute émotion subite de l'âme trouve nécessairement sa source dans l'existence d'une sensation quelconque, et que chacune des sensations étant toujours agréable ou pénible, les organes actifs du mouvement doivent entrer en exercice pour mettre le corps dans des rapports convenables avec les objets qui la font naître. Or, ces phénomènes, déterminés par nos sensations, nos sentimens, nos affections, nos passions, etc., sont ce que l'on désigne sous le nom de mouvemens, de gestes, de langage d'action, d'expression faciale, etc.

D'après le but essentiel des différens mouvemens du corps, on voit que les gestes ont dû être le premier langage des hommes. La nature de la marche, l'attitude du tronc et particulièrement de la tête, la position et les mouvemens des bras, les différentes contractions des muscles de la face, le regard, etc., ont été d'abord, pour les premiers habitans de la terre, les seuls moyens de se communiquer mutuellement leurs pensées.

Parmi les différens moyens primitifs de communication des hommes entre eux, il en est qui égalent et semblent même surpasser la parole en certaines circonstances : ce sont les mutations que nos diverses passions et pensées internes font souvent naître dans la physionomie, indépendamment même de notre volonté. En effet, outre les contractions spéciales que les muscles nombreux et infiniment mobiles de cette partie sont susceptibles d'exécuter, que de renseignemens sûrs ne peut-on pas puiser dans le regard, l'état de la peau du visage, les fonctions de la glande lacrymale? Cet ensemble de signes fournis par les muscles de la face, par la peau qui la recouvre, par l'œil et l'appareil lacrymal, est ce que l'on désigne en médecine sous la dénomination d'*expression faciale*.

Là se dessinent les pensées les plus secrètes de notre ame; là se manifestent les plaisirs et les douleurs les plus profondément cachés ; là brille aux yeux de l'objet aimé un feu qu'on s'était long-temps étudié à dérober à sa connaissance ; de là partent souvent les étincelles qui vont enflammer deux cœurs ; par-là s'établissent entre deux jeunes amans les plus intimes et les plus doux entretiens ; là se peint en couleur de rose l'innocente pudeur ; là apparaît le vice aux couleurs sombres et livides ; c'est-là que l'indigence étudie le cœur du riche, de la pitié duquel elle vient solliciter quelque soulagement à ses maux ; c'est-là que le despote lit visiblement la haine cachée et l'horreur qu'inspire à tous son injuste pouvoir. (*Voyez*, pour plus amples détails, notre *Lavater des Tempéramens.*)

Parmi des hommes aux pensées et aux actions desquels présideraient le seul instinct, la saine raison et l'innocence des mœurs, le langage des gestes, et surtout l'expression faciale, seraient toujours un langage fidèle, exprimant clairement les sentimens, les besoins, les affections et les passions de chacun d'eux. Dans l'état de civilisation il est loin d'en être ainsi : le perfectionnement de la voix et de la parole, l'écriture, la dissimulation, etc., ont singulièrement rétréci le domaine de ce puissant moyen de communication. « Là, dit Buffon en parlant de la physionomie, chaque mouvement de l'âme » est exprimé par un trait, chaque action » par un caractère dont l'impression vive et » prompte devance la volonté, nous décèle » et rend au dehors, par des signes pathé- » tiques, les images de nos secrètes agita- » tions. C'est surtout dans les yeux qu'elles » se peignent et qu'on peut les reconnaître. » L'œil appartient à l'âme plus qu'aucun autre » organe; il semble y toucher et participer à » tous ses mouvemens; il en exprime les pas- » sions les plus vives et les émotions les plus » tumultueuses, comme les mouvemens les » plus doux et les sentimens les plus délicats; » il les rend dans toute leur force, dans toute » leur pureté, tels qu'ils viennent de naître;

» il les transmet par des traits rapides qui » portent dans une autre âme le feu, l'action, » l'image de celle dont ils partent. L'œil re» çoit et réfléchit en même temps la lumière » de la pensée à la chaleur du sentiment : » c'est le sens de l'esprit et la langue de l'in» telligence. »

Malgré la contrainte que beaucoup de personnes savent se faire pour dérober l'état de leur âme à la connaissance des autres, les efforts auxquels elles se livrent pour atteindre ce but ne laissent pas d'opérer dans l'expression faciale des modifications particulières dont il n'est pas toujours impossible d'apprécier la nature et le but, surtout pour les hommes qui se sont tant soit peu exercés à l'étude de la physionomie (voyez *Lavater*). « C'est une foible garantie que la » mine, dit Montaigne; toutefois elle mérite » considération; et si j'avois à les fouetter, ce » seroit plus rudement les meschans qui dé» mentent et trahissent les promesses que na» ture leur avoit plantées au front. Je puni-

» rois plus aigrement la malice en une appa-
» rence débonnaire. Il semble qu'il y ait au-
» cuns visages heureux, d'autres mal-encon-
» treux ; et crois qu'il y a quelque art à distin-
» guer les visages débonnaires des niais, les
» sévères des rudes, les malicieux des cha-
» grins, les dédaigneux des mélancholiques,
» et telles autres qualités voisines. D'en pro-
» gnostiquer les avantages futurs, ce sont ma-
» tières que je laisse indécises. »

CHAPITRE X.

CERVEAU ET INTELLIGENCE. — BASES DE LA DOCTRINE DE CAMPER ET DE GALL.

« La philosophie a eu tort de ne pas
» descendre plus avant dans l'homme phy-
» sique; c'est-là que l'homme moral est
» caché : l'homme extérieur n'est que la
» saillie de l'homme intérieur. »

DUPATY.

L'ENCÉPHALE (cerveau), ou cette matière pulpeuse contenue dans le crâne, forme, comme nous l'avons déjà démontré, et que nous le prouverons encore plus amplement, l'agent essentiel de la pensée. Ainsi, point de cerveau, nulle opération mentale. « Il est hors » de doute, dit l'immortel Bichat, que le cer- » veau est le centre des sensations. En effet,

» si on suspend l'action de cet organe par le » vin, par l'opium ou par tout autre moyen, » de vives douleurs ont beau affecter les or- » ganes, ces douleurs ne sont point ressen- » ties. Ainsi, quand le cerveau est frappé de » commotion, quoique l'impression des sons, » de la lumière, des odeurs, se fasse comme » à l'ordinaire sur l'oreille, l'œil et les narines » restés intacts, cependant on n'entend, on » ne voit, ni on ne sent point. »

Ainsi, par les nerfs auxquels il donne naissance, le cerveau tient, soit directement, soit indirectement, tous les organes de l'économie dans son étroite dépendance, entretient avec eux des rapports intimes, en reçoit des sensations, leur en transmet d'autres, leur distribue les principes du sentiment et du mouvement.

Les différentes sensations que l'homme est susceptible d'éprouver lui viennent de deux sources : 1° les sens, c'est-à-dire, la vue, l'ouïe, l'odorat, le goût, le tact et la surface générale des corps; 2° les organes internes. Or, toute cessation de communication entre les sens internes ou externes entraîne inévitablement l'impossibilité de toute sensation. Comme les idées supposent nécessairement des sensations, et la mémoire, le jugement, le raisonnement, etc., des idées sur lesquelles puissent s'exercer ces différentes facultés de l'âme, il s'ensuit qu'il ne peut pas plus exister d'opérations mentales sans encéphale et sans nerfs, que de fonctions sans organes, que d'effets sans causes.

Les organes exécutent les fonctions qui leur sont dévolues avec d'autant plus de perfection qu'ils sont mieux constitués, plus sains, plus robustes, etc. Ainsi, la vue sera d'autant plus étendue que l'œil offrira une meilleure conformation; une grande dose de force physique découlera d'un appareil locomoteur fortement prononcé; des digestions faciles seront le résultat d'un estomac robuste, d'une bile suffisamment abondante, etc. Donc les facultés intellectuelles seront d'autant plus étendues, plus énergiques, etc, que l'encéphale ainsi que ses dépendances offriront plus de développement, plus de consistance, en un mot une plus belle organisation. Ainsi, l'on pourrait mesurer le degré d'intelligence des différens animaux par le volume, la consistance, en un mot, une conformation plus parfaite.

Toute cause susceptible d'agir sur l'encéphale modifie nécessairement l'exercice des facultés intellectuelles. C'est ainsi que le café, le thé, les spiritueux et toutes les liqueurs dites *excitans cérébraux*, rendent les sensations plus vives, le jugement plus prompt, le raisonnement plus rapide, l'imagination plus vive; que les stupéfians, au contraire, tels que la belladone, la morelle noire, etc., déterminent une obtusité plus ou moins prononcée, et souvent même les plus grands désordres dans les facultés de l'âme.

Si certains modificateurs, souvent fort légers, et pris même à petite dose, sont susceptibles de faire naître de tels changemens dans l'exercice des facultés intellectuelles, à plus forte raison les causes puissamment agissantes peuvent-elles y faire naître des altérations graves. Aussi les coups et les chutes sur la tête, les congestions sanguines cérébrales, les exostoses de la face intérieure du crâne, des lésions tant soit peu profondes de la masse encéphalique, etc., sont-elles autant de circonstances qui peuvent déterminer des altérations infiniment nombreuses dans les facultés de l'intelligence, depuis la plus simple originalité d'esprit ou de caractère, jusqu'au dernier degré de folie.

Il résulte de tout ce que nous venons d'exposer, que le degré d'intelligence, la trempe d'esprit, les caractères moraux, etc., de chacun des hommes, trouvent naturellement leur source dans les dispositions particulières du cerveau, de ses dépendances et des sens tant internes qu'externes.

Parmi les dispositions spéciales de l'encéphale, il n'en est guère qu'une que l'anatomie puisse parfaitement reconnaître pendant la vie et dans les cas ordinaires : le volume relatif de cet organe, lequel se trouve indiqué par la grandeur plus ou moins considérable de l'*angle facial*, autrement dit de *Camper*, angle qui nous fait connaître, non-seulement le volume de l'encéphale humain, mais encore celui des différentes espèces d'animaux.

Des expériences de ce genre, faites tant chez les différens sujets de l'espèce humaine que chez ceux des différentes espèces d'animaux, ont prouvé aux naturalistes que l'intelligence est d'autant plus grande, que le crâne est plus vaste, eu égard au reste de l'économie.

Il n'est pas d'exemple, dans l'économie animale, d'une seule fonction sans organe, d'une seule faculté sans organe, en un mot, d'un seul effet sans cause. Or, nous observons dans l'homme un certain nombre de facultés intellectuelles distinctes; donc l'exercice de chacune de ces facultés doit être confié au jeu particulier de certaines portions de l'encéphale; et c'est, en effet, une vérité dont il n'est pas difficile de s'assurer par l'observation. Ainsi, il existe une partie destinée à percevoir les idées résultant de l'impression de la lumière, une autre pour celles occasionées par les rayons sonores, etc., etc. La lésion grave de l'une de ces parties distinctes entraîne l'impossibilité de percevoir l'impression de la lumière, des rayons sonores, etc., la perte de la mémoire, celle du jugement, et même la folie, si la lésion est grave. Tous ces faits sont aussi clairement démontrés par l'anatomie descriptive et pathologique que deux et deux font quatre.

Conduit par ce raisonnement juste, qui du reste avait été fait par tous les physiologistes instruits, le génie du célèbre *Gall* n'eut pas de peine à concevoir qu'à chacune des facultés spéciales de l'âme, de nos inclinations, de nos aptitudes, devait être affectée une portion particulière du cerveau; et c'est en effet ce qui a été pleinement démontré par les études, les recherches et les expériences infinies auxquelles s'est livré cet immortel auteur. Mais il nous suffisait ici de démontrer le principe, et nous ne pouvons que renvoyer aux ouvrages de ce savant les personnes qui seraient jalouses d'acquérir des connaissances plus étendues sur cette importante matière.

CHAPITRE XI.

RELIGION NATURELLE DE L'HOMME. — MERVEILLES. — MIRACLES. — FOUDRE. — PLUIE. — LOIS ÉTERNELLES DE LA NATURE.

« Dieu seul possède sur le monde entier
» un domaine universel dont celui des
» rois de la terre n'est tout au plus que
» l'ombre. Nos rois sont maîtres des corps,
» mais Dieu commande aux cœurs. Ils font
» agir ; mais il fait vouloir. Les hommages
» dus à Dieu sont ce qu'on appelle *culte* ou
« religion. » DIDEROT.

CHACUN des faits qui s'observent dans l'univers reconnaît visiblement une cause matérielle quelconque, qu'il est plus ou moins difficile de saisir. *Non datur effectus sine causâ.*

La difficulté qu'ont dû éprouver les premiers hommes à pénétrer les causes matérielles des différens phénomènes qui avaient lieu autour d'eux ou dans eux, a dû naturellement les porter à les rechercher dans le merveilleux, dans un pouvoir surnaturel, dans une volonté supérieure à tout ce qui existe, etc.

A mesure que l'homme grandit en expérience, en science, le nombre des prestiges, des merveilles, des miracles, diminua de jour en jour à ses yeux, et il finit enfin par juger que tout ce qui se passait autour de lui ou dans son être pouvait s'expliquer par la connaissance des lois physiques, chimiques ou vitales, qui président à l'harmonie de l'univers. *Felix qui potuit rerum cognoscere causas.*

Ainsi, comme on peut en juger facilement, et comme l'histoire nous le démontre d'ailleurs, les hommes ne purent être d'abord que superstitieux, ne voir que des miracles dans les faits les plus simples et les plus naturels, ne se former de la divinité que les idées les plus fausses et les plus ridicules.

Néanmoins, il existait dans ces superstitions et ces erreurs un fond de vérité du plus haut intérêt : l'existence d'un être supérieur à l'homme. L'erreur consistait à faire intervenir immédiatement la puissance divine dans les phénomènes naturels, tandis qu'elle n'agissait que médiatement. Je m'explique.

Je vois l'aimant attirer le fer : un corps qui se transporte vers un autre, sans qu'aucune cause paraisse l'y entraîner, est pour moi une merveille dont je ne puis d'abord attribuer la cause qu'à une puissance céleste. Cependant, la connaissance des propriétés constantes de certains fluides impondérables ne tarde pas à me donner une idée juste du mécanisme naturel de cette action.

Une lumière vive et éblouissante vient frapper mes regards ; un bruit épouvantable lui succède ; une ou plusieurs personnes sont frappées de mort au moment où ces phénomènes ont lieu : voilà le feu du ciel, la vengeance céleste. Cependant, la connaissance des propriétés de l'électricité vint démontrer les causes naturelles de ces phénomènes : je les imite ; je produis des éclairs dans mon cabinet de physique ; je frappe à volonté de la foudre les animaux les plus robustes.

Soumis aux horreurs de la soif, une pluie abondante vient me fournir le moyen d'apaiser la souffrance qui m'obsède : *Pluie du Ciel, don de la Divinité.* Et cependant je parviens à me rendre tellement compte de la formation de cette pluie, que je puis à volonté la déterminer moi-même, en soutirant, par certains appareils, le fluide électrique qui tenait l'eau à l'état de vapeur, de nuage, etc. Je porte même ma puissance jusqu'à faire surgir de deux fluides invisibles, contenus dans un eudiomètre, l'eau la plus pure et la plus limpide, en soumettant ceux-ci à l'action du *feu du Ciel*, enchaîné dans mes instrumens de physique.

Si l'espace nous permettait de passer en revue les différens phénomènes qui sont susceptibles de se manifester à nos sens, nous verrions qu'en même temps qu'ils sont propres à faire naître au premier aspect l'idée d'une merveille, d'un miracle, etc., il n'en est aucun qui ne puisse s'expliquer par la connaissance des lois immuables qui régissent l'univers.

Ainsi, ce fut l'ignorance qui fit d'abord naître l'idée d'un Dieu dans l'esprit de l'homme. L'on jugera sans peine combien dut être bizarre et ridicule un culte basé sur la superstition et des craintes chimériques. (Le lecteur voudra bien se rappeler que je ne m'occupe toujours que de l'homme naturel.)

Une connaissance si obscure de la Divinité, l'idée fausse que l'ignorance s'en fit, les superstitions grossières qui en découlaient naturellement, ne pouvaient suffire au bonheur des hommes, et se maintenir long-temps dans leur esprit. De telles erreurs ne sont propres qu'à l'enfance : l'expérience, l'observation des faits, l'étude des lois de la nature, ne purent tarder à leur faire concevoir de la puissance divine une idée plus noble, plus vraie et plus conforme à leur bonheur.

Je vois, parmi les phénomènes dont l'univers est le théâtre, un certain nombre de faits tendant constamment et invariablement à un but commun, que mon esprit aperçoit de la manière la plus claire. Toutes les mesures sont des plus sagement combinées pour l'atteindre : chacune des pièces qui y concourent offrent entre elles le plus parfait enchaînement; chacune de celles-ci remplit un office essentiel à ce but commun; des puissances manifestes agissent directement sur des objets placés sous leur action, et dont la présence était indispensable à l'accomplissement du grand travail, etc. etc.

Par exemple, la nature de mon être me rend susceptible de ressentir le plaisir et la douleur ; le besoin de rechercher l'un et de me dérober à l'autre parle constamment en moi, et de là dépend même ma conservation et mon bonheur ; certains agens font naître le premier, et certains autres le second sentiment : dès lors combien ne m'importe-t-il pas de pouvoir apprécier les qualités de ces différens agens ! Or, cette précieuse faculté ne m'est pas refusée. — Mais, pour rendre notre pensée plus claire, jetons un coup d'œil sur l'une des fonctions qui constituent la vie de l'homme, par exemple, sur la vision.

Parmi les différens corps de la nature avec lesquels je puis me trouver en contact, il en est qui sont susceptibles d'exercer sur mon être une influence délétère : dès lors, quel intérêt n'ai-je pas de pouvoir en constater l'approche de ma personne ! Admirez quel concours de circonstances la nature sut établir pour me rendre ce grand service : un fluide invisible propre à revêtir les formes des corps et à les transporter vers moi à des distances souvent des plus étonnantes ; un organe spécial destiné à lui livrer passage dans son cours vers la seule partie extérieure susceptible d'en ressentir l'action, c'est-à-dire la *rétine ;* un nerf pour transmettre cette action au seul organe capable de l'apprécier et d'en prendre connaissance, c'est-à-dire au cerveau ; une portion spéciale de ce viscère organisée de manière à la peser, la méditer, etc., etc.

Tant de perfection dans la disposition des différentes pièces d'un seul appareil organique, perfection que j'observe dans tous les autres appareils auxquels est confiée mon existence; tant de sagesse, tant de prévoyance, tant de perfection, dis-je, supposent nécessairement qu'une intelligence a présidé à la formation d'une machine aussi compliquée que l'économie animale.

Cette intelligence reconnue, il ne fallut pas de grands efforts d'esprit pour me pénétrer qu'elle est infiniment supérieure à la mienne, comme à celle de tous les autres hommes réunis, et je conclus naturellement qu'elle est supérieure à tout ce qui existe. L'idée d'une puissance sans bornes vient aussi naturellement se joindre à celle que j'ai déjà de la supériorité de son intelligence; enfin celle de son infinie perfection découle encore naturellement de ces premières notions.

L'idée d'une intelligence supérieure, d'une

puissance sans bornes, d'une infinie perfection, exclut celle d'un partage de pouvoir, d'un commencement d'existence, de toute injustice et de toute variation dans ses prévisions éternelles.

Ainsi, les seules lumières de la raison ont suffi à l'homme pour lui faire découvrir l'existence d'une intelligence supérieure, créatrice de l'univers et des hommes, douée d'un pouvoir sans bornes, unique et éternelle; réunissant toutes les perfections imaginables; infiniment juste, voyant du même œil d'intérêt chacun de ses enfans; parfaitement immuable, n'ayant conséquemment, et ne pouvant avoir la volonté d'intervertir l'ordre des lois par lesquelles elle voulut que l'univers fût régi : tel est Dieu.

La contemplation de tant de perfections infinies réunies dans le roi de l'univers, pénètre l'homme d'admiration, de respect et d'amour, mais jamais de crainte, puisqu'il ne peut vouloir que le bonheur de tous ses enfans. C'est dans cette admiration, ce respect et cet amour pour la Divinité, que consistent les sentimens religieux. Les différens actes par lesquels nous les exprimons prennent collectivement le nom d'adoration, de culte, etc.

« Le culte, dit Diderot, réside dans l'âme,
» et c'est le seul qui honore Dieu. Il est fondé
» sur l'admiration qu'excite en nous l'idée de
» sa grandeur infinie, sur le sentiment de ses
» bienfaits et la connaissance de sa souve-
» raineté. »

CHAPITRE XII.

SYMPATHIES MORALES. — MORALE NATURELLE ET DIVINE. — LIBERTÉ ET ÉGALITÉ.

« Regarde constamment et sans exception l'être raisonnable comme étant à lui-même, et non un moyen pour autrui..... Fais tout ce que t'ordonne l'amour de toi-même, pourvu que tu ne fasses servir de moyens à tes fins aucun être raisonnable, et que ton désir puisse devenir une loi générale valable pour tous les êtres doués de raison..... Recherche ton perfectionnement individuel; mais sans rabaisser pour cette fin aucun autre homme..... Obéis à l'ordre ; traite les hommes comme tes semblables.

KANT.

La sympathie de relation sociale, ou, si l'on veut, les liens qui établissent les rapports des différens hommes entre eux, sont les principales voies par lesquelles pénétra dans notre âme l'idée du juste et de l'injuste, c'est-à-dire, les principes de la morale naturelle.

Tel qu'il est sorti des mains de la nature, l'homme réunit en lui-même, ou du moins paraît devoir réunir tous les élémens de sa conservation, de son bien-être et de sa félicité. Néanmoins, un tel avantage ne peut résulter que d'un concours heureux de circonstances propres à faciliter le jeu des organes, à procurer à l'économie la jouissance de toutes les choses que réclament les besoins naturels du corps.

Les modificateurs internes et externes de l'économie, ainsi que les différens animaux avec lesquels l'homme est destiné à vivre en rapport, ne sont pas les seuls agens de son bonheur ou de ses maux, et ces deux états opposés dépendent aussi manifestement de la nature de ses relations avec les différens membres du corps social, des lois qui le régissent, du pouvoir exécutif, etc.

S'il est vrai, comme nous l'avons prouvé précédemment, que vivre en société soit naturel à l'homme et nécessaire à son bonheur, il est aussi incontestable que cet état l'expose à un grand nombre de maux qui lui seraient étrangers dans l'état sauvage.

Quand on réfléchit bien sur la nature de l'homme, on juge sans peine que les maux auxquels il se trouve exposé ne peuvent résulter que de la privation des jouissances nécessitées par les besoins naturels : pouvoir satisfaire pleinement et librement tous les besoins qui se manifestent en lui, serait assurément le plus parfait bonheur. Alors, point de violation de propriété, point d'atteinte à la vie de qui que ce soit, harmonie générale, morale dans toute sa pureté, mais aussi dépourvue de tout mérite.

La privation des choses nécessaires au bonheur, soit qu'elle résulte de la faiblesse des organes, d'un manque d'énergie physique ou morale, de toutes autres circonstances accidentelles ; soit qu'elle ait son origine dans une ambition démesurée, l'envie, etc. (car les passions très-fortes et impérieuses créent aussi des besoins); la privation, dis-je, des choses nécessaires à la satisfaction des besoins naturels ou accidentels, fut la seule cause qui vint d'abord altérer l'harmonie générale, faire le malheur d'un certain nombre de membres de la société, et susciter dans l'homme l'idée de la morale. Or, nous devons entendre par ce mot, l'ensemble des principes, des règles de conduite que les hommes adoptèrent pour présider au maintien de la société et au bonheur de chacun de ses membres.

Tant donc que l'homme ne souffrit d'aucun besoin, la connaissance de la morale dut lui être parfaitement étrangère, lui étant en effet totalement inutile dans cet état de félicité parfaite. Mais quand certains actes de ses semblables vinrent le priver de la jouissance des biens qu'il s'était acquis par son travail, son industrie, des périls plus ou moins grands, et surtout de la faculté de rechercher librement la satisfaction des besoins inhérens à sa nature, il dut naturellement s'écrier à *l'injustice, au crime, au secours, à la vengeance!*

La connaissance du juste, de l'inviolabilité des biens légalement acquis, de la liberté individuelle, de l'égalité de tous, est donc inhérente à la nature humaine, et fut conséquemment acquise par les seules lumières de la raison. La répression de tout acte contraire à l'entière et tranquille jouissance des biens, à l'exercice des facultés naturelles, etc., fut une autre idée qui fit naturellement suite à cette première connaissance fondamentale de la morale. Chaque homme se chargea d'abord de ce soin, ou le commit au père de la famille, au patriarche. Réuni en société plus ou moins nombreuse, il en chargea une commission dite pouvoir exécutif, gouvernement.

Ainsi, se présente ici de nouveau à notre esprit cette vérité morale, éternelle, que les gouvernemens ne furent institués que pour veiller à la conservation de chacun des membres du peuple, faire respecter leurs propriétés, leurs droits naturels, exécuter les lois, contribuer de toutes leurs forces à la félicité publique.

Il existe de la morale une autre base bien plus honorable que celle qui ne repose que sur l'intérêt : les liens de cette admirable sympathie, en vertu desquels nous nous identifions, pour ainsi dire, à nos semblables, ressentons toutes leurs sensations, partageons tous leurs sentimens, pénétrons dans les replis de leur cœur, et éprouvons involontairement les peines qu'ils endurent.

Nos passions, comme nous l'avons vu, notamment celles qui reconnaissent pour cause de grandes privations et des souffrances plus ou moins cruelles, ne manquent jamais d'opérer dans les gestes, la voix, la face, l'œil, etc., des effets plus ou moins prononcés, selon leur intensité. Evidemment nés pour la société, et ne connaissant d'abord d'autre langage que celui de ces signes extérieurs, les hommes n'ont pu manquer d'en apprécier la nature, et de pouvoir ainsi se pénétrer des besoins et des peines de leurs semblables.

Soumise à une foule de modificateurs, de besoins et de causes de destruction, exposée sans cesse à des privations, des maladies, notre économie se trouve à chaque instant du jour menacée de maux plus ou moins cruels, de souffrances de toutes sortes.

Quel est l'homme qui, dans la plus courte période de sa vie, n'ait point payé quelque tribut à ces puissances terribles qui établissent un combat perpétuel entre la vie et la mort? Quel est celui qui ne s'est jamais trouvé dans des circonstances à ressentir les effets d'une faim dévorante, d'une soif ardente, d'une chaleur brûlante, d'un froid intense, d'une maladie aiguë, etc.? Quelle était alors sa souffrance, son accablement, son désespoir! avec quelle ardeur il soupirait après le terme d'une si affreuse situation! avec quelles instances et quelles supplications humbles ne conjurait-il pas ses semblables de l'arracher à cet état horrible! quelle reconnaissance éternelle pour l'être sensible qui viendra le délivrer des maux sous lesquels il succombe, ou verser sur eux un doux baume de consolation! avec quel zèle et quel dévoûment ne rendra-t-il pas le même service, si jamais l'occasion lui en est offerte! *Miser, miseris, succurrere disco.* VIRGILE.

Ainsi nos souffrances actuelles ou le souvenir de celles que nous avons pu éprouver font naturellement naître en nous deux sentimens simultanés : le désir de secours de la part de nos semblables, et une disposition plus ou moins prononcée à secourir les autres au besoin. De là cette belle maxime de morale : *Je ferai à autrui tout le bien qu'il me sera possible et que je voudrais qu'il me fît lui-même, à plus forte raison ne me livrerai-je jamais envers lui à aucune action que je craindrais que l'on me fît.*

Au premier aspect il semblera peut-être que ce principe de morale ne peut avoir sa source que dans l'intérêt personnel : *ne faire aucun mal à personne pour qu'il ne m'en soit pas fait; faire tout le bien possible pour qu'on me rende le même service au besoin.* Cependant il n'en est pas ainsi : les sentimens philanthropiques découlent de notre propre organisation, de notre sensibilité morale, de dispositions, en un mot, qui n'ont rien de commun avec l'intérêt particulier. Ils gisent dans ces liens sympathiques que la nature fit présider au commerce des hommes entre eux.

Mus par cette puissance irrésistible, nous ne voyons dans les autres que nos propres organes, nos propres sentimens, notre propre personne, et sommes impérieusement entraînés à nous comporter à leur égard conformément à ces dispositions organiques et morales. Leurs maux sont les nôtres : ils nous agacent, nous irritent, nous pénètrent de douleur, et sont pour nous un spectacle déchirant dont nous ne saurions nullememt supporter la vue. Nos pas nous conduisent involontairement vers le malheureux qui réclame notre secours ; nous le lui prodiguons, et mettons par-là un terme à notre propre souffrance. Telle est la véritable sensibilité morale.

Nous avons vu jusqu'à présent deux sortes de morale, considérée du moins dans ses principes et ses causes : celle basée sur l'intérêt particulier, et celle qui a sa source dans cette sensibilité involontaire mise en jeu par les lois sympathiques des relations humaines. Nous allons actuellement nous occuper d'une troisième sorte de morale : celle qui puise son origine dans la connaissance que les hommes ont acquise des attributs de la Divinité.

Nous avons vu que les seules lumières de la raison avaient suffi aux hommes pour reconnaître l'existence d'un être tout puissant, juste et bon, créateur de l'univers, etc. En effet, refuser au créateur commun des hommes un seul de ces attributs, serait nier son existence, puisqu'ils en constituent l'essence. Conduit par ces vérités lumineuses, il ne lui a pas été difficile d'en tirer les conséquences suivantes :

Il répugne à l'idée que je me suis faite de la justice infinie de la Divinité, qu'elle m'ait arraché du néant pour tout autre but que celui de faire un heureux. *Donc tous les hommes doivent être heureux.*

Nous sommes tous sortis des mains du Créateur, et assurément il ne peut venir à la pensée d'aucun homme sensé que cette justice impartiale ait songé au bonheur d'aucun homme en particulier, mais à celui de tous indistinctement. *Donc tous les hommes sont appelés à un bonheur égal.* (Égalité.)

L'auteur de la nature m'organisa de manière à me passionner pour la conservation de mon existence, grava fortement en moi l'amour de la vie et du bonheur. *Donc Dieu m'impose la loi de conserver mon existence, et de me rendre heureux.* (Aide-toi.)

Je ne puis parvenir à la satisfaction de mes besoins, devenir heureux, etc., que par le moyen de certains modificateurs, de certains biens, de certaines jouissances. *Donc l'auteur de la nature m'impose la loi de faire concourir toutes mes facultés à la satisfaction de mes besoins.* (Liberté.)

Il plut à la Divinité que mes besoins ne pussent être satisfaits que par des recherches actives, beaucoup d'industrie, et souvent même en courant de grands dangers pour ma vie. *Donc j'ai le droit de jouir de tous les avantages que je me suis procurés par mon travail, donc ils sont ma propriété, donc nul n'a le droit de me les ravir, donc il ne m'est pas permis non plus de priver les autres de leurs propriétés, soit naturelles, soit acquises.* Il existe en moi deux facultés morales non moins évidentes qu'aucune autre : la faculté de distinguer le juste de l'injuste, et celle de me déterminer à telle action plutôt qu'à telle autre. *Donc je suis libre d'agir conformément aux lois de cette morale divine que je viens de reconnaître.*

La Divinité me fait un devoir sévère de conformer toutes mes volontés aux idées de justice qu'elle grava dans mon cœur. Donc je me rends coupable envers elle en transgressant ses lois, elle qui ne peut vouloir que le bonheur de tous ses enfans. Ces pensées ont besoin de plus amples développemens : nous reviendrons sur cette matière dans les chapitres suivans.

Il répugne à l'idée que je me suis faite de l'infinie justice de Dieu, de penser qu'il voit du même œil l'homme qui conforme toutes ses volontés à sa volonté sainte, et celui qui soustrait les propriétés de ses semblables, les prive de leurs droits naturels. Donc le juste est en droit d'attendre des récompenses, tandis qu'au coupable sont réservées des corrections d'autant plus sévères qu'il se sera plus écarté des lois de la morale divine.

Cependant la scène du monde est loin de m'offrir ce bel exemple de justice. Ici, la plus déplorable indigence versant en vain des pleurs pour toucher le cœur de la dure opulence ; là, l'indolente oisiveté s'engraissant tranquillement de la nourriture de la laborieuse industrie ; plus loin, plusieurs coursiers traînant fastueusement la molle langueur, et près de fouler aux pieds un malheureux impotent ne possédant même pas les deniers nécessaires à l'acquisition d'une béquille pour soutenir son corps affaissé sous le poids de la faim, de la soif et de la misère, usé par les grands travaux auxquels ils se livra pour sa patrie. D'un côté, de prétendus ministres de Dieu sachant déterminer, à force d'impostures et de persécutions, des milliers de personnes à venir déposer le fruit des sueurs les plus pénibles sur leurs pompeux autels. D'un autre côté, des populations entières courbées sous le joug tyrannique de l'ambition armée. Plus loin, la dépravation plongeant impunément un fer meurtrier dans le sein de la vertu. Plus loin encore, des âmes pieuses et ferventes frappées de la foudre au milieu de leurs plus sincères adorations. Voyez l'heureuse longévité de cet assassin, de ce despote, comparée à la mort préeoce de l'homme juste et pacifique, du plus sincère ami de son pays et des hommes, du plus tendre et du plus nécessaire des pères de famille, de cet enfant unique chéri, ornement de la société! A la vue d'un si affreux désordre, je m'écrie naturemment : *il existe un avenir.* (Dieu rénumérateur et vengeur.)

Mais, hélas! que deviennent les personnes que je vois frappées de la faux de la mort? Leurs organes tombent en dissolution, et rendent à la nature, par la putréfaction, tous les principes dont ils étaient formés : *Circulus æterni motûs.* Donc il existe en moi quelque chose d'immatériel, d'immortel. (*Immatérialité et immortalité de l'âme.*)

CHAPITRE. XIII.

VOLONTÉ NATURELLE DE L'HOMME. — LIBRE ARBITRE.

« L'homme veut nécessairement ce qu'il « juge être bon dans le temps qu'il le veut. »

LOCKE.

« Vouloir est un acte de l'être sentant ou « intelligent, par lequel il préfère entre « plusieurs manières d'être, celle qui lui « procure le plus de bien ou le moins de « mal.

C. BONNET.

L'HOMME, soit qu'on l'étudie dans l'isolement le plus complet, dans l'état le plus sauvage, si toutefois il existe réellement des sauvages, soit qu'on l'examine en société, dans le degré le plus élevé de civilisation, ne peut avoir naturellement qu'une seule volonté : celle de satisfaire tous les besoins nécessaires à sa conservation, à son bien-être, à son bon-

heur. « La volonté, dit Condillac, est un dé-
» sir absolu, et tel que nous pensons qu'une
» chose désirée est en notre pouvoir. »

Cette volonté générale, ou si l'on veut, ce désir constant de toutes les choses favorables à l'économie, est une disposition de l'âme inséparable de l'existence : exister, c'est s'aimer, c'est suivre en tout les inspirations de l'instinct et de la raison. Nul être ne peut s'écarter volontairement un seul instant de cette loi éternelle : chacun de ses actes tend nécessairement vers ce but.

Le suicide même, qui est peut-être le seul acte que l'on tenterait d'invoquer contre la vérité de la proposition que nous venons d'énoncer, est, sans contredit, la preuve la plus frappante de l'amour naturel de soi. En effet, il n'y a jamais, abstraction faite de l'aliénation mentale, que le comble de la douleur qui détermine un homme à diriger contre son propre sein des armes de fureur et de désespoir. Qui ne sent que cet effort fait sur soi-même pour affronter l'approche lugubre de la mort, pour mettre un terme à des maux sans fin, est le comble de l'amour de soi? N'est-ce pas marquer alors pour son bien-être un attachement d'autant plus grand que l'on ne peut se le procurer qu'après s'être soumis à des souffrances plus ou moins cruelles ?

Le libre arbitre(ou ce qui est défini dans la plupart des ouvrages, *la faculté de l'âme de se déterminer à une chose plutôt qu'à une autre*) ne peut que se montrer conforme à cette volonté unique que nous venons de reconnaître dans la nature humaine. Par la même raison que l'homme ne peut cesser un seul instant de vouloir son bonheur, il ne peut éprouver de la propension qu'aux actes qu'il juge devoir le conduire à ce but. De même qu'il ne peut avoir qu'une volonté, de même il ne peut avoir qu'une détermination. Ce que l'on appelle libre arbitre dérive donc naturellement de l'amour du bien-être : c'est la faculté accordée au besoin, et il ne peut conserver cette dénomination qu'autant qu'on lui attachera ce sens philosophique : *Faculté de l'homme de choisir, parmi les différens moyens de bonheur mis en son pouvoir, celui qu'il jugera le plus capable de le lui procurer.*

D'après le sens que nous venons d'attacher aux mots de libre arbitre, l'on voit qu'il serait oiseux de s'appesantir sur cette question ridicule présentée par quelques philosophes : *L'homme est-il libre d'agir, ou de ne pas agir?* Si la réponse à cette question ne découlait pas naturellement de ce que nous venons d'exposer, nous la poserions autrement, et y répondrions ainsi :

L'homme est-il libre de faire un choix parmi les différens moyens de bonheur qui seraient en même temps mis à sa disposition? Oui.

L'homme est-il libre de se déterminer à des actes contraires aux inspirations de l'instinct et de l'intelligence, ou, ce qui est synonyme, contraires à *son bien-être?* Non; car il ne peut vouloir agir contre son bonheur.

Voici un sujet affecté d'une gastrite chronique qui lui impose la privation de certaines jouissances, sous peine de perdre prématurément la vie. Vivre long-temps par un régime pénible et sévère, ou couler des jours heureux, mais courts : telle est la perspective qui s'offre à sa pensée. Nul doute qu'il ne soit entièrement libre d'adopter l'un ou l'autre parti; et, quel qu'il soit, il ne pourra qu'être conforme à l'amour du bien-être que la nature grava dans le cœur de tout ce qui est doué de l'existence. Penchant pour le premier, il recherche les avantages d'une vie heureuse, quoique courte; se prononçant pour le second, il trouve plus de charme dans ceux d'une longue vie. Nous avons ici la liberté du choix parmi deux maux inévitables, et nous devons nécessairement préférer le moindre.

Qu'il nous soit proposé une vie des plus courtes, des plus malheureuses, ou de longues années à parcourir dans tous les genres de délices; il n'y aura plus ici *liberté du choix* : nous devrons nécessairement rejeter la première proposition, comme étant essentiellement contraire à nos affections naturelles.

Il en sera de même dans tous les cas, dans toutes les suppositions : l'homme sera toujours dominé par sa volonté unique, l'amour de son bien-être. Les lois vitales d'où découle cette vérité sont tout aussi constantes, tout aussi immuables que celles qui président aux phénomènes physiques et chimiques. Nous sommes toujours invinciblement soumis à leur empire, et nulle puissance ne saurait nous y soustraire. « Il y a cependant un cas, dit Locke,
» où l'homme est libre de vouloir : c'est lors-
» qu'il s'agit de choisir un bien éloigné comme
» une fin à obtenir. Dans cette occasion, un
» homme peut suspendre l'acte de son choix ;
» il peut empêcher que cet acte ne soit déter-
» miné pour ou contre la chose proposée, jus-
» qu'à ce qu'il ait examiné si la chose est, de
» sa nature et dans ses conséquences, vérita-
» blement propre à le rendre heureux ou non ;
» car, lorsqu'il l'a une fois choisie, et que
» par-là elle est venue à faire partie de son

» bonheur, elle excite un désir en lui, et ce » désir lui cause, à raison de sa violence, une » inquiétude qui détermine sa volonté, et lui » fait entreprendre la poursuite de son choix » dans toutes les occasions qui s'en pré- » sentent. »

Si la volonté, le libre arbitre et tous les actes de l'homme sont une conséquence naturelle des lois immuables qui régissent son économie, comment concevoir la justice ou l'injustice de ses actes? Où sera la vertu, où sera le crime? Sur quelles bases reposeront les peines portées par les lois humaines? Que devient le dogme de l'immortalité de l'âme? Telles sont les objections qu'au premier abord semble comporter la théorie que nous venons d'exposer sur le libre arbitre. Mais il nous suffira de quelques réflexions pour juger qu'elle est parfaitement en harmonie avec les lois de la saine morale.

Ainsi que nous l'avons déjà exposé plusieurs fois, ces mots *organisation humaine* ne sont qu'une expression abrégée par laquelle nous désignons un être sensible, raisonnable, né pour la société, uni à chacun des membres de la grande famille par les liens de la plus intime sympathie, susceptible par-là de ressentir lui-même les peines qui agitent ses semblables, disposé à les faire disparaître ou à les adoucir, pénétré des droits de chacun et jaloux de les respecter, connaissant les attributs de la Divinité et conséquemment la souveraine justice, croyant à l'existence d'un avenir, persuadé qu'il n'y a d'utile et d'avantageux que ce qui est juste; tel est l'être que nous désignons sous le nom d'homme.

Or, n'est-il pas de toute évidence que l'injustice, l'inhumanité et tous les actes immoraux seront incompatibles avec une telle organisation, que toute violation des lois de la saine morale sera jugée contraire à son bien-être, qu'enfin une telle organisation ne pourra nous présenter que l'image de la plus exacte probité?

Oui, voilà l'homme tel qu'il est sorti des mains de la nature; telles sont encore les masses, telles sont les nations. Tous les membres de la grande famille sont nés pour vivre ensemble dans la plus parfaite harmonie, s'entr'aider mutuellement, s'aimer les uns les autres de l'amour le plus tendre. Les injustices et les vices ne sont nullement inhérens à la nature humaine. Ces causes de désordre n'ont pu pénétrer dans la société que par des circonstances indépendantes de la volonté générale ; elles ont toujours été frappées de la réprobation universelle, et ne pourront jamais constituer que des cas exceptionnels. Or, ces exceptions constituent elles-mêmes de véritables monstruosités individuelles, et conséquemment étrangères à l'homme naturel, aux masses, aux peuples, aux nations. « La corruption des mœurs, dit Cicéron, a » égaré les hommes au sujet de l'*utile*, et ils » sont parvenus par degrés jusqu'à croire que » l'honnête et l'utile n'étaient pas deux choses » semblables, et qu'on pouvait les séparer, » système dangereux, s'il en fut jamais.

» Les plus grands philosophes ont une mo-

» rale plus sévère et plus honnête ; ils ne dis-
» tinguent que par la pensée trois choses qui
» sont en réalité parfaitement identiques :
» tout ce qui est juste est également utile ; tout
» ce qui est honnête est juste ; donc tout ce qui
» est utile est juste. Ceux à qui cette vérité n'est
» pas bien sensible, se préviennent souvent
» pour des hommes artificieux, et concluent
» de là que l'artifice est sagesse. Il faut les
» détromper, et leur faire entendre qu'on
» peut réussir par des mesures honnêtes et
» des actions justes, sans fraude, ni dupli-
» cité. » (*Offices de Cicéron*, liv. II, chap. III, traduction du professeur de Barrett.)

CHAPITRE XIV.

INFLUENCE REMARQUABLE DU TEMPÉRAMENT ET DE LA CONSTITUTION SUR L'ESPRIT, LE CARACTÈRE ET LES MŒURS DES DIFFÉRENS HOMMES.

« C'est une observation aussi commune
« que vraie, que nos goûts et nos humeurs
« sont, jusqu'à un certain point, subor-
« donnés à la disposition physique de
« nos organes. Quel est, en effet, le mortel
« assez heureux pour pouvoir se soustraire
« aux orages qui agitent sa frêle machine? »

ROUSSEL.

La première pensée qui vient frapper notre esprit à la vue de la violation de l'une des lois les plus importantes de la morale, est celle du crime, de la honte, de la vengeance, et l'on ne saurait disconvenir que cette indignation générale contre les actes monstrueux est l'un des plus puissans moyens de contenir dans le devoir les personnes qui y offriraient quelque disposition.

Cependant, le philosophe est loin de toujours partager l'opinion du vulgaire sur la culpabilité réelle des individus qui se livrent à de semblables actes, et il ne voit ordinairement en eux que de malheureux hommes que des circonstances fâcheuses et indépendantes de leur volonté, des monstruosités physiques, ont portés à troubler l'harmonie générale, et il les considère alors comme plus dignes de sa pitié que de sa haine et de son courroux. *Quel est le mortel assez heureux pour pouvoir se soustraire aux orages de sa frêle machine!!!*

Il existe des milliers de circonstances susceptibles d'altérer la nature primitive de l'homme, et de jeter dans le sein de la société des sujets dont les dispositions organiques ne peuvent que les entraîner au mal et au désordre. Or, ce sont ces hommes que le philosophe ne peut se déterminer à poursuivre de son mépris, encore moins de sa haine.

Nous avons démontré qu'il n'existe dans l'homme aucun penchant naturel qui ne trouve sa source dans les dispositions organiques de son être. Il en est de même des penchans contre nature : tous me paraissent partir de certaines dispositions organiques animales. *Quod animi mores sequantur corporis temperamentum.* GALIEN.

Il n'est pas de philosophe, de moraliste, de théologien, qui n'admette cette vérité, qu'il n'est point de crime involontaire; que l'homme qui commettrait un crime dans un violent accès de fièvre, ou dans un état complet d'aliénation mentale, n'en conserverait pas moins toute l'innocence de son cœur, et qu'il ne mériterait aucun châtiment ni de la part des hommes, ni de celle de la Divinité. Or, cet accès de fièvre qui entraîne tout-à-coup le plus pacifique des hommes aux actes les plus violens, n'est-il pas le résultat d'une altération plus ou moins profonde, soit du cerveau, soit d'un ou de plusieurs autres organes réagissant fortement sur le premier? Quel est l'homme qui pourrait persister à voir dans cette impulsion aveugle à des actes de cruauté autre chose que des lésions organiques, lorsqu'on lui démontre qu'une simple saignée suffit souvent pour rappeler le calme dans l'esprit du délirant?

Quel est l'homme qui n'a aucune connaissance des caractères moraux particuliers résultant de la prédominance de tel ou tel système ou appareil d'organes, c'est-à-dire des tempéramens spéciaux que sont susceptibles d'offrir les différens hommes? Quel est celui qui ne se soit jamais trouvé dans des circonstances à en pouvoir apprécier la puissante influence?

« On entend, en médecine, par tempé» rament, dit le vertueux Fodéré, auteur du » meilleur ouvrage que nous possédions sur » la *médecine légale*, une certaine combi» naison de circonstances physiques par les» quelles un individu diffère en tout ou en

» partie d'un autre individu. Qu'on prenne » deux enfans jumeaux formés et venus au » monde presque en même temps, et qu'on » les suive, on les verra bientôt différer de » naturel, de dispositions aux maladies, d'es- » prit, de mœurs, de penchans, et enfin de » fortune, mot aveugle que le sage sait bien » ne dépendre que du caractère, des pas- » sions et de la manière de voir de chaque » homme.

» Le genre de tempérament, en détermi- » nant les passions particulières de chaque » individu, détermine aussi le caractère de » l'esprit, et devient même reconnaissable » par les différentes nuances qu'on observe » dans les physionomies des différens hom- » mes. Ainsi, l'on a observé, dans tous les » temps, le caractère suivant chez les hommes » à tempérament sanguin : esprit léger, mé- » moire facile, imagination vive ; aptitude » aux beaux arts, à la musique, à la poésie, » à l'éloquence; promptitude à tous les plai- » sirs de la table, du jeu, de l'amour; pétu-

» lance, courage, légèreté, inconstance dans » les idées et dans les discours; bonté, affa- » bilité, confiance extrême; oubli facile des » injures; impossibilité de garder un secret; » désir des nouveautés; vanité sans ambi- » tion. »

Telles sont, comme chacun a pu l'observer souvent dans le commerce de la vie, les dispositions morales résultant du développement considérable du cœur et des vaisseaux sanguins, d'une grande quantité de sang, de la facilité de sa circulation, etc., dispositions au reste plus ou moins prononcées, selon que ce tempérament est plus ou moins développé, plus ou moins mélangé.

« Le tempérament bilieux, que les anciens » ont aussi nommé colérique, est accompa- » gné des maux et des passions ci-après : qua- » lités de l'esprit plus solides que dans le tem- » pérament sanguin; aptitude aux disputes » littéraires, à la création de nouvelles doc- » trines, à composer des livres; précipitation » dans les actions; agilité, et par conséquent

» grandes dispositions aux exercices militai- » res; promptitude à la colère; audace, ar- » rogance, témérité, défiance, esprit de ven- » geance; tenacité dans l'amitié comme dans » la haine; dissimulation profonde; orgueil » et ambition insatiables; amour des rixes » et des séditions; impatience du comman- » dement. »

Ainsi, tel est, généralement parlant, le caractère distinctif de l'homme soumis à l'influence d'un foie et d'un estomac très-développés, d'une bile fort abondante, etc.

« Faisant dépendre de l'organisme seul, » dit Rostan, tous les phénomènes de la vie, » c'est dans l'organisme que nous avons dû » chercher les diverses espèces de constitu- » tions..... Il est facile de concevoir que la » prédominance d'un appareil doit impri- » mer une modification importante à notre » constitution physique et morale. »

Les individus chez lesquels s'observe la prédominance d'action du cerveau et de ses dépendances, c'est-à-dire, doués de ce tempérament que chacun connaît sous la dénomination de *nerveux*, présentent les dispositions morales suivantes : « Une inquiétude continuelle (c'est toujours Rostan qui parle) causée par cette exaltation de sensibilité, qui fait que ces individus sont fortement émus de ce qui effleure à peine les autres hommes, et poussent des plaintes continuelles sur leur sort ; une mobilité excessive. Tristesse, morosité..... Cet état venant à persister, une sombre mélancolie se manifeste, des fantômes poursuivent leur imagination égarée ; ils prennent en haine tous les hommes, et même leurs parens et leurs amis. Ces individus sont doués de beaucoup d'intelligence et de pénétration..... Soupçonneux, rusés, défians, ils se font peu de scrupule de manquer à leur promesse ; la trahison est souvent leur partage. »

« *La prédominance de tel ou tel système* » *d'organes*, dit M. le professeur Richerand, » modifie l'économie tout entière, imprime » des différences frappantes aux résultats de

» l'organisation, et *n'a pas moins d'influence*
» *sur les facultés morales et intellectuelles*
» *que sur les facultés physiques.* »

Nous avons vu précédemment quel est le caractère distinctif des personnes auxquelles le tempérament bilieux échut en partage. Voyons actuellement ce tempérament très-fortement prononcé, c'est-à-dire avec lésion chronique des viscères abdominaux, et les désordres sympathiques qu'elles occasionnent dans les fonctions du système nerveux.

A mesure que ce tempérament se prononce (car nous devons considérer cet état comme accidentel), le malaise général qui en résulte modifie puissamment la teinte des idées. le regard devient inquiet et sombre, les pensées tristes et lugubres, le caractère des plus soupçonneux. « La méfiance et la timidité, jointes à tous les déréglemens de l'imagination, forment le caractère moral de ce tempérament. »

Le tempérament mélancolique, que l'on pourrait aussi qualifier d'hypochondriaque,

ce tempérament, dis-je, quoique le même chez tous, quant au fond, est susceptible d'offrir une foule de nuances qui en rendent la description générale très-difficile et très-abstraite. Aussi, sera-t-il plus facile de s'en former une idée juste par l'histoire de quelques-uns des hommes célèbres qui l'ont offert de la manière la plus prononcée. « On pourrait citer ici, dit Pinel, une foule d'hom-
» mes célèbres dans les beaux arts, les
» sciences, la philosophie morale ou la vie
» contemplative. Arrêtons nos regards sur
» quelques traits du tableau hideux de dé-
» pravation et de férocité qui ont distingué
» l'empereur *Tibère* et *Louis XI*, et qui
» montre le tempérament mélancolique au
» plus haut degré qu'il puisse atteindre. On
» sait avec quelle profondeur et quel énergie
» le caractère de l'empereur romain a été
» tracé par Tacite ; et n'est-il pas curieux de
» le voir se reproduire après quinze siècles
» sous un climat nouveau, et dans des épo-
» ques d'ignorance et de barbarie si propres à

» contraster avec les lumières du siècle d'Au-
» guste? »

« Une taciturnité sombre, une gravité re-
» poussante, les âpres inégalités d'un carac-
» tère plein de caprices et d'emportemens, la
» recherche de la solitude, un regard obli-
» que, le timide embarras d'une âme artifi-
» cieuse trahissent dès sa jeunesse la disposi-
» tion mélancolique de Louis XI. Que de
» traits frappans de ressemblance entre ce
» prince et Tibére! Ils ne se distinguèrent
» l'un et l'autre dans l'art de la guerre que
» durant l'effervescence de l'âge, et le reste
» de leur vie se passa en préparatifs impo-
» sans, mais sans effet, en délais étudiés, en
» projets illusoires d'expéditions militaires,
» en négociations remplies d'astuce et de per-
» fidie. Avant de régner, ils s'exilent volon-
» tairement l'un et l'autre de la cour, et vont
» passer plusieurs années dans l'oublie et les
» langueurs d'une vie privée, l'un dans l'île
» de Rhodes, l'autre dans une solitude de la
» Belgique. Quelle dissimulation profonde.

» que d'indécisions, que de réponses équivo-
» ques dans la conduite de Tibère à la mort
» d'Auguste! Louis XI n'a-t-il pas été du-
» rant toute sa vie le modèle de la politique
» la plus perfide et la plus raffinée? En proie
» à leurs noirs soupçons, à des présages les
» plus sinistres, à des terreurs sans cesse re-
» naissantes vers le terme de la vie, ils vont
» cacher leur dégoûtante tyrannie, l'un dans
» l'île de Caprée, l'autre dans le château de
» Plessis-lès-Tours, séjours d'atrocités non
» moins que d'une débauche impuissante
» et effrénée.»

Mais détournons la vue d'un tableau si hideux, et voyons du tempérament mélancolique d'autres nuances plus douces et non moins dignes de fixer notre attention. Les célèbres J.-J. Rousseau et Gilbert vont nous en offrir d'infiniment curieuses.

Le génie que Pascal manifesta dès sa plus tendre enfance, dans l'étude des mathématiques et autres sciences, fit présager de bonne heure la grande célébrité qu'il devait un jour acquérir dans le monde savant. Profondément livré à la méditation des idées les plus abstraites long-temps avant que son corps eût acquis son développement naturel, la force vitale ne tarda pas à se concentrer dans l'appareil gastrique et les organes de la pensée; aussi sa santé en reçut-elle les plus graves atteintes. La vue du dépérissement graduel de ses forces physiques ne pouvait l'arrêter dans ses études, et semblait même les rendre plus opiniâtres encore.

Cependant il voyagea. De retour dans sa famille, il partagea son temps entre la société et la méditation des sciences abstraites, qui ne cessaient d'absorber tous ses esprits malgré lui. Bientôt l'amour de l'étude, dominant tout son être, l'arracha totalement à la société, et le conduisit à la plus profonde solitude, celle-ci étant jugée plus favorable à la satisfaction de son penchant. Là, livré entièrement aux travaux du cabinet, la détérioration de sa santé alla toujours croissant, et il se voyait menacé d'une mort prochaine.

Cette considération, et plus encore peut-être les sollicitations tendres de sa famille et des nombreux amis qu'il s'était acquis par son mérite éminent, parviennent à l'arracher à son état d'isolement, et il reparaît enfin sur la scène du monde, où il fait l'objet de l'admiration de tous, tant par ses hautes vertus que par ses connaissances acquises et la profondeur naturelle de son esprit. Sa célébrité l'entourait d'un nombreux cortége d'amis, et la haute considération ainsi que la fortune dont il jouissait, ne pouvaient naturellement que lui faire trouver des charmes dans le commerce de la vie. Malgré tout, sa passion dominante était loin de s'éteindre, et il avait souvent besoin de l'indulgence des personnes avec lesquelles il vivait dans l'intimité, tant à cause de ses rêveries continuelles que pour la vanité naturelle qu'il ne pouvait se défendre de laisser éclater dans les discussions. Aussi se montrait-il aussi indulgent pour les autres qu'il était jaloux qu'on le fût envers lui. Cependant il parvient à faire taire la voix de la nature au point de se décider à s'engager dans les nœuds du mariage.

Se promenant, un soir, en voiture dans les environs de Neuilly, ses chevaux prennent tout-à-coup le mords aux dents, et s'élancent de l'emplacement du pont de Neuilly dans les eaux de la Seine. La violence de la secousse est telle, que les traits qui joignaient son attelage au train de derrière sont rompus; et il reste heureusement au bord de l'abîme. Une syncope inquiétante et de fort longue durée est le résultat de la vive frayeur qu'il vient d'éprouver; et il croit avoir, pendant la nuit, une vision qu'il trace sur un papier, papier qu'il ne cesse dès-lors de porter sur lui pour ne jamais en perdre la mémoire.

Le souvenir du danger qu'il a couru se présente sans cesse à son imagination, porte le trouble dans son âme, égare son esprit au point de lui faire croire qu'un précipice nouveau s'ouvre sans cesse sous ses pieds, surtout pendant la nuit, et il prie souvent les personnes qui l'entourent de venir le soutenir et le préserver du danger qui le menace.

L'horreur de sa situation augmente encore par des scrupules non fondés, d'autres craintes chimériques et une défiance extrême envers presque toutes les personnes qui l'entourent. Les consolations de la plus tendre amitié peuvent à peine le dérober pendant quelques minutes à ses souffrances, à ses alarmes ; et toujours l'affreux précipice va l'engloutir dans ses entrailles.

Cet état, dont rien ne peut rendre l'horreur, se continue pendant huit ans, et la mort seule, qui vient le ravir au monde savant dans sa trente-neuvième année, parvient à le délivrer des fantômes lugubres qui s'étaient attachés à la poursuite de sa débile et malheureuse personne.

Le grand Rousseau, ce philosophe par excellence, dont les écrits feront toujours les délices de toutes les personnes jalouses de s'instruire et amies de la vraie sagesse, nous présente aussi l'exemple le plus frappant du

tempérament mélancolique. Qui ne connaît, en effet, les craintes, les défiances, les prétendus dangers dont il semblait se complaire à environner son esprit? Mais laissons parler le philosophe lui-même : c'est dans ses propres discours, notamment dans ceux qu'il composa à l'époque de sa vie où le malheur, d'injustes persécutions et des privations de tout genre, avaient porté les plus graves atteintes à son être physique et moral, que paraît dans toute sa force l'affreuse mélancolie qui vint empoisonner les derniers temps de son existence. « Me voici donc seul sur la
» terre, n'ayant plus de frère, de prochain,
» d'ami, de société que moi-même. Le plus
» sociable et le plus aimant des humains en
» a été proscrit par un accord unanime.....
» Pouvais-je croire que je serais tenu, sans
» le moindre doute, pour un monstre, un
» empoisonneur, un assassin; que je deviendrais l'horreur de la race humaine, et le
» jouet de la canaille; que toute salutation

» que me feraient les passans serait de cra-
» cher sur moi; qu'une génération tout en-
» tière s'amuserait, d'un accord unanime, à
» m'enterrer tout vivant? »

« L'histoire de J.-J. Rousseau, dit M. le professeur Richerand, comme celle de presque tous les mélancoliques qui se sont illustrés dans la carrière des lettres, nous présente le génie aux prises avec l'infortune, et luttant péniblement contre l'adversité; une âme forte logée dans un corps débile, d'abord douce, affectueuse, expansive et tendre, aigrie par le sentiment d'une condition malheureuse et de l'injustice des hommes. Jusqu'au moment où, tourmenté du désir de la célébrité, Rousseau s'élança dans la carrière épineuse des lettres, doué d'un tempérament sanguin, on le voit présentant toutes les qualités propres à ce tempérament, doux, aimant, généreux et sensible, quoique inconstant. Son imagination féconde ne lui présente que des images riantes, et, dans cette illusion du bonheur, il vit d'agréables chimères; mais graduellement détrompé par les dures leçons de l'expérience, profondément affligé de sa misère et des torts de ses semblables, *son physique s'use, se mine et s'épuise; avec lui, le moral change,* et son exemple peut être donné comme la preuve la plus frappante de l'influence réciproque du moral sur le physique, et du physique sur le moral. *Il prouve sans réplique que le tempérament mélancolique est moins une constitution particulière du corps qu'une véritable maladie, dont les degrés peuvent varier à l'infini, depuis une certaine originalité dans le caractère, jusqu'à la manie la plus décidée.* »

Parmi les hommes remarquables auxquels le tempérament mélancolique échut en partage, l'on peut encore citer le Tasse, auteur, à vingt-deux ans, du plus beau poëme épique qui soit sorti du génie des modernes, et qui mourut à trente-deux ans, victime de son ardent amour pour la sœur du duc de

Ferrare; et surtout Gilbert, que d'injustes persécutions, dirigées par l'envie contre ses talens éminens, ont conduit à un tel état de mélancolie et d'hypochondrie, que, se croyant sans cesse environné d'ennemis prêts à lui ravir les témoignages de sa gloire future, il serra un jour ses manuscrits dans une armoire, en avala la clé pour la soustraire à la rapacité de ceux-ci, *acte monomaniaque* dont il mourut, au printemps de l'âge, à l'Hôtel-Dieu de Paris, après trois jours des plus cruelles souffrances. Parmi les stances dans lesquelles l'infortuné Gilbert a exprimé les sentimens mélancoliquès qui le poursuivaient, nous ne saurions nous défendre d'en citer une ici, qui fut composée peu de jours avant sa triste fin, stance qui nous démontre que, chez lui, la folie n'était que partielle, c'est-à-dire qu'il ne déraisonnait que sur un seul ordre d'idées, sorte d'aliénation mentale dont la connaissance est très-importante au moraliste, que nous n'avons qu'indiquée ici, et sur laquelle nous reviendrons dans les chapitres suivans.

Au banquet de la vie, infortuné convive,
Je parus un jour et je meurs;
Je meurs, et sur ma tombe, où lentement j'arrive,
Nul ne viendra verser des pleurs.

GILBERT.

CHAPITRE XV.

MÉLANCOLIE, MONOMANIES, HYPOCHONDRIE, MANIE ET AUTRES GENRES DE FOLIE. — PENCHANT IRRÉSISTIBLE AU MAL.

« Quand la manie a duré long-temps, on » aperçoit dans le cerveau et ses enveloppes » les altérations les plus marquées. »

GALL.

« La folie est, pour le médecin, la cessa- » tion prolongée du mode d'action du cer- » veau, qui, dans l'état normal, est le ré- » gulateur de la conduite des hommes, et » auquel tient cette faculté, que l'on ap- » pelle raison. »

BROUSSAIS.

« La plupart de nos penchans tiennent » au développement de certains organes. »

CABANIS.

Si l'on a bien réfléchi sur la puissante influence des tempéramens sur l'économie entière, l'on n'a pu manquer de faire cette observation juste, que la plupart des maladies dont l'homme est susceptible, prennent leur source dans son tempérament particulier. L'on entend par maladie tout état autre que l'exercice libre, facile et régulier des fonctions, soit dites *physiques* ou *organiques*, soit dites *morales*. Conséquemment toute propension à des actes contraires aux lois de la saine morale que nous avons vues régir l'espèce humaine, est aussi une maladie puisqu'elle constitue une anomalie dans l'exercice de la vie. Or, qui dit maladie, dit altération organique. Chacun devine facilement quelles importantes conséquences découlent naturellement de ces vérités. D'après ce, l'on jugera aussi facilement combien il importe d'en démontrer toute l'exactitude, et c'est en effet ce que nous allons nous empresser de faire.

L'auteur de la *Nosographie philosophique*, le docteur Pinel, est, sans contredit, celui de tous les médecins philosophes qui a le plus étudié et connu les maladies dites de l'esprit ; aussi, cet auteur distingué va-t-il nous servir de guide dans ce que nous allons exposer sur ces affections, et certes, nous n'aurions pu puiser à une meilleure source.

Bien que nous n'écrivions jamais que d'après l'observation, les faits et le raisonnement, nous avons pensé que, pour des questions aussi délicates que celles qui vont être traitées dans ce chapitre et le suivant, il était tout à-fait convenable de nous appuyer sur des autorités jugées généralement comme les plus respectables dans l'espèce.

Pinel comprend sous la dénomination générale de *névroses cérébrales*, toutes les maladies qui ont leur source, soit dans le cerveau, soit dans ses dépendances, soit enfin dans des organes liés au premier par les liens d'une sympathie très-intime , et fait figurer successivement parmi ces affections l'apoplexie, la catalepsie, l'épilepsie, l'hypochondrie, la mélancolie, la manie, la démence , l'idiotisme, le somnambulisme, le cauchemar et l'hydrophobie.

Ainsi, d'après ce savant auteur, toutes les maladies dites de l'esprit reconnaîtraient pour cause une lésion quelconque de l'un des viscères importans de l'économie. Il n'y aurait donc pas de maladie de l'âme proprement dite. Mais poursuivons l'auteur, et voyons sur quelles bases repose cette opinion, qui est d'ailleurs conforme à celle de tous les physiologistes instruits.

Cet ex-médecin de Bicêtre et de la Salpêtrière, où chacun sait qu'il fut à même de faire des observations infiniment nombreuses, divise les névroses cérébrales en deux sections : 1° les *affections comateuses*, où figurent l'apoplexie, la calatepsie et l'épilepsie; 2° les *vésanies*, parmi lesquelles sont rangés l'hypochondrie, la mélancolie, la manie, la démence, l'idiotisme, le somnambulisme et l'hydrophobie. Dans un ouvrage de la nature de celui-ci, l'on sentira facilement que nous ne devons parler que des principales maladies de la seconde section.

Nous savons déjà, et nous ne tarderons

pas à nous convaincre plus intimement encore, que nous devons comprendre parmi les vésanies, non-seulement l'hypochondrie, la démence, etc., mais encore toutes les autres affections morales contraires aux dispositions naturelles de l'homme, par exemple, toute impulsion fortement prononcée à des actes de cruauté, d'injustice, etc. Conséquemment, tout ce que nous allons lire de Pinel sur les vésanies, devra naturellement s'appliquer à ces inclinations vicieuses. Nous guillemetterons les expressions propres de ce médecin observateur, et ne citerons absolument que ce qui est conforme à la vérité, c'est-à-dire, basé sur les lois de la saine physiologie, des faits nombreux et irrécusables.

« Les climats brûlans de l'Inde, de la Haute-
» Egypte, les côtes de Barbarie, la Palestine,
» les îles de la Grèce, les départemens méri-
» dionaux de la France, sont en général les
» plus propres à faire contracter l'hypochon-
» drie, la mélancolie, ou même la manie,
» soit par l'extrême exaltation de l'imagina-

» tion, soit par les effets immédiats d'une
» chaleur excessive. On a même remarqué
» dans une topographie médicale de l'Auver-
» gne, que les habitans de cette contrée qui
» vont travailler en Espagne, deviennent hy-
» pochondriaques, mélancoliques ou même
» maniaques, après un long séjour dans ces
» climats. »

L'on conçoit, en effet, que l'ardeur excessive du soleil, par son action puissamment stimulante sur les sens et le cerveau, échauffe et irrite cet organe, exalte les facultés mentales, prédispose aux inflammations abdominales, détermine ainsi une prédisposition forte aux passions fougueuses, à l'irascibilité, à la colère, à la vengeance, au meurtre, etc. Conséquemment, il est infiniment plus difficile de se montrer calme, paisible, pacifique, etc., dans les pays chauds que dans les pays froids, abstraction faite toutefois des autres circonstances hygiéniques. Notons cependant qu'une chaleur excessive finirait à la longue par débiliter l'économie, et produire des effets diamétralement opposés à ceux que nous venons d'observer.

« On observe aussi quelquefois que la ma-
» nie devient comme héréditaire dans cer-
» taines familles. »

Ce fait d'observation incontestable n'a besoin d'aucun commentaire, et il en dit peut-être plus en faveur de notre opinion que les discussions philosophiques les plus longues. Des maladies de l'âme héréditaires, comme la goutte, les dartres, la lèpre !!! Mais poursuivons.

« L'excessive multiplication des mêmes
» maladies nerveuses, dans les îles britanni-
» ques, forme une exception qui tient à d'au-
» tres causes indiquées par Cheyme, dans
» son traité de la *Maladie anglaise*, telles
» que l'humidité de l'atmosphère, les varia-
» tions brusques de la température de l'air,
» une nourriture succulente, etc. »

Ce sont encore ici, comme l'on voit, des modificateurs purement physiques.

« La vie contemplative, la solitude, les ab-

» stinences, sont encore plus propres à la » production de ces mêmes maladies ner- » veuses, comme le prouvent les détails his- » toriques sur les Bracmanes indiens, les » disciples de Zoroastre, en Perse, les an- » ciens anachorètes de la Thébaïde. »

L'on conçoit, en effet, que, d'une part, la privation des alimens et des boissons néces- saires aux besoins du corps, de l'autre, les désordres organiques généraux qu'entraînent le défaut de récréations et d'exercices physi- ques convenables, sont éminemment capables de porter de graves atteintes à l'encéphale, et de troubler ainsi les facultés intellectuelles.

« Il paraît, d'après les recensemens des alié- » nés de l'un et l'autre sexe contenus dans les » hospices publics, que le nombre des femmes » dans un état d'aliénation est à peu près dou- » ble de celui des hommes, et même plus : c'est » du moins le résultat que donne la compa- » raison des hospices de Bicêtre et de la Sal- » pêtrière, où j'ai exercé successivement la » médecine. »

La raison en est évidemment cette délicatesse d'organisation, cette vive sensibilité des sens, cette faiblesse morale qui caractérisent la femme, ainsi que ces fonctions spéciales plus ou moins pénibles, auxquelles la soumet la nature de son sexe. L'on sait que les femmes résistent plus difficilement que les hommes aux causes des maladies, et personne n'ignore qu'il ne faut qu'une certaine quantité de lait, de fluide menstruel, etc., déviés vers le cerveau, pour déterminer chez elles des perversions mentales de toutes sortes. Est-il quelqu'un qui n'ait été à même d'observer de ses propres yeux les goûts bizarres, les penchans désordonnés que certaines femmes sont susceptibles de manifester dans la gestation? L'expérience n'a-t-elle pas démontré que les altérations morales occasionées par cet état ont souvent suffi pour transformer la plus vertueuse des épouses en adultère, etc.

« Les informations les plus précises fournies par des parens des aliénés de l'hospice

» de Bicêtre, ou bien par des personnes » qui conservaient avec eux quelque liaison, » m'ont convaincu que les sources les plus » ordinaires de l'aliénation mentale tiennent » à quelque chagrin violent contracté par des » revers de fortune ou la perte de quelque » objet chéri, non moins qu'à des terreurs » religieuses, à un amour contrarié et mal- » heureux : d'où il est aisé de conclure que » les délires non fébriles, loin de tenir à un » vice d'organisation du cerveau, dépendent » *presque toujours* de quelque passion forte » et véhémente, autant par la nature de l'ob- » jet de cette passion que par la sensibilité » très-vive de l'objet qui l'éprouve. »

Il semble, au premier aspect, que ces expressions du célèbre Pinel sont peu favorables à l'opinion, ou plutôt à la doctrine fondamentale que nous professons. En effet, ces mots : *d'où il est aisé de conclure que les délires non fébriles, loin de tenir à un vice d'organisation du cerveau, dépendent presque toujours de quelque passion forte et vé-*

hémente, etc., font d'abord croire qu'il admet un certain nombre de maladies tout-à-fait propres à l'âme, c'est-à-dire, indépendantes de lésions organiques. Mais qui ne voit ici une concession peu réfléchie à certaines opinions erronées? Un auteur si judicieux pouvait-il ignorer que *la privation de la fortune, la perte d'un objet chéri, la crainte des feux dévorans de l'enfer*, ont les rapports les plus directs avec les sens, le cerveau, la susceptibilité de l'encéphale de ressentir le plaisir et la douleur, l'amour nécessaire du premier, et la haine également nécessaire du second, et ne nous laisse-t-il pas deviner sa pensée, en terminant sa proposition par ces mots : *selon la susceptibilité très-vive de l'objet qui l'éprouve?* N'est-ce pas par les sens que pénètre dans notre âme le bonheur que nous procure la possession d'un objet chéri? N'est-ce pas par les douleurs que nous avons déjà ressenties, que nous pouvons redouter celles dont on nous menace dans une autre vie? Conçoit-on qu'il existe un être qui puisse craindre les châtimens éternels, si son corps n'avait jamais été soumis à aucune douleur? Peut-on craindre ou aimer ce que l'on ne connaît sous aucun rapport?

Or, quiconque souffre ou a souffert, doit nécessairement éprouver un malaise réel, une douleur plus ou moins vive, à la vue de maux affreux dont il se trouve plus ou moins prochainement menacé. La crainte de châtimens futurs poussée à l'extrême, devient, par la force de l'imagination, un mal réellement présent. Si je dois tôt ou tard éprouver un mal quelconque, et que j'appesantisse ma pensée sur ce mal, je me porte naturellement au temps où il m'atteindra : je le vois, je le sens, tout mon être en est douloureusement pénétré, et plus douloureusement peut-être que s'il était en effet présent.

Mais ne récriminons pas contre Pinel : il n'a semblé méconnaître les lois éternelles de l'organisme humain que par une phrase ambiguë; bientôt on le voit se soumettre à l'empire de la vérité, et proclamer clairement la puissance de l'organisation sur l'exercice des facultés intellectuelles, lorsqu'il dit :

« Un sentiment intérieur fait rapporter » l'effet de ces commotions vers la région » épigastrique, soit que le centre du senti» ment réside au pilor, comme le veut Van» helmont, soit au diaphragme, suivant l'o» pinion de Lacaze, Bordeu, Buffon, soit au » plexus solaire, comme le prétendent d'au» tres physiologistes. »

L'auteur, comme l'on voit, admet un centre organique nerveux, susceptible de ressentir l'action des modificateurs physiques ou moraux, et uni au cerveau par les liens de la plus étroite sympathie. C'est sur ce centre qu'agissent douloureusement la crainte, les chagrins, etc.

« L'impression une fois produite sur le » centre des forces phréniques, il en résulte, » suivant des lois déterminées de l'économie » animale (sympathies), certains écarts dans » les fonctions de l'entendement, tantôt seu» lement dans la perception des idées, l'ima-

» gination ou la mémoire, tantôt dans la » marche du jugement ou du raisonnement. » Quelquefois aussi l'on n'observe aucun dé- » rangement de la raison, mais une impé- » tuosité aveugle et un penchant irrésistible » à des actes de violence ou même de bar- » barie. »

Ainsi, voilà un centre organique dont l'irritation se transmet au cerveau par les nerfs, et devient ainsi cause des maladies mentales les plus bizarres. La dernière phrase de Pinel mérite surtout de fixer notre attention. Nous y trouvons que certains individus sont susceptibles d'offrir un *penchant irrésistible à des actes de fureur ou de barbarie, sans trouble de la raison.* Cette proposition exprime une grande vérité, qui est, qu'il y a réellement des hommes qui se sentent entraînés à certains actes monstrueux d'une manière puissante, violente, aveugle, irrésistible. Mais nous regrettons que l'auteur l'ait terminée par ces mots, *sans trouble de la raison.*

Conçoit-on, en effet, qu'un homme puisse

se sentir *irrésistiblement* entraîné au mal, sans avoir perdu l'usage de la raison, au moins partiellement? Quelle est la personne raisonnable qui pourrait se défendre de voir un maniaque, un aliéné dans celui qui parcourrait une ville, armé d'un instrument de mort, et cherchant partout, en vertu de son *penchant irrésistible*, des victimes à immoler? Mais nous verrons bientôt que Pinel n'a pas poussé assez loin la classification des aliénés, et qu'il est d'autres fous que ceux qui figurent dans sa Nosographie. Disons seulement ici qu'un *penchant irrésistible, une impulsion aveugle au mal* supposent l'absence de la raison, que cette lumière divine ne nous fut concédée que pour diriger nos pas dans le chemin du bonheur, de la vertu, et que, dès l'instant où elle ne peut plus commander aux actes humains, elle est évidemment pervertie, abolie, entièrement nulle; qu'il y a, en un mot, folie plus ou moins complète. Mais ce n'est encore ici, de la part de Pinel, qu'une inconséquence de langage, et nous ne tarderons pas à connaître son opinion réelle, exprimée avec la plus grande clarté.

Quoique les généralités que nous venons d'exposer sur les vésanies puissent, à la rigueur, suffire pour nous démontrer qu'elles ne peuvent avoir leur source que dans des lésions organiques, nous pensons qu'il ne sera pas inutile d'entrer dans quelques détails sur les principales d'entre elles. Ce sera encore le célèbre Pinel qui nous servira de guide. Nous avons préféré nous attacher aux écrits de ce grand homme, plutôt qu'à ceux de tout autre auteur, parce que de tous les écrivains que l'on cite comme des autorités en médecine, c'est lui qui nous paraît avoir fait le plus de concessions à l'opinion contraire à celle que nous développons ici.

HYPOCHONDRIE. Deux sortes de symptômes caractérisent l'hypochondrie : 1° tension pénible de l'estomac et des différentes autres parties du bas-ventre, coliques, nausées, c'est-à-dire, signes non équivoques de lésions organiques abdominales; 2° douleurs de tête fréquentes, vertiges, inquiétudes, tristesse profonde, défiance continuelle, maux imaginaires de toutes sortes, trouble des idées, c'est-à-dire, symptômes d'irritations cérébrales résultant évidemment de l'inflammation des viscères contenus dans ce que l'on appelle l'hypochondre ou autres régions de l'abdomen. Parmi ces symptômes, Pinel fait encore figurer celui-ci : *Caprices suivant la variation de l'atmosphère.* Voilà donc le moral de l'homme soumis aux changemens de temps! Fragile économie!!!

Si nous passons des symptômes de l'hypochondrie aux circonstances susceptibles de la déterminer, nous y verrons les causes suivantes : 1° usage immodéré de l'opium et de tout autre narcotique, passage brusque d'une vie active à une vie sédentaire, suppression de quelque écoulement, abus des spiritueux, c'est-à-dire, toutes les circonstances susceptibles d'irriter et d'enflammer plus ou moins.

directement les organes digestifs ; 2° frayeur subite, études ardentes, c'est-à-dire, toutes les circonstances capables d'irriter les sens, les nerfs, l'encéphale, etc. Ces dernières causes sont qualifiées de morales par Pinel, tandis qu'il considère les autres comme physiques. Nous avons déjà fait voir ce que l'on doit entendre par les *causes morales* de cet auteur : nous savons qu'elles sont tout aussi organiques que l'action de l'opium, de la belladone, du café, etc., sur l'économie animale. Voici, pour éclairer l'esprit sur ce sujet, un fait d'observation consigné dans ses ouvrages, lequel mérite d'être cité ici textuellement.

« Les dissections anatomiques ont appris » que cette maladie est quelquefois fomen- » tée par des lésions des viscères abdo- » minaux, comme un squirre du colon, un » gonflement énorme de la rate, des abcès » dans le pancréas, des varices des veines ma- » zaraïques ; mais souvent aussi le mal dé-

» pend de certaines lésions dans les fonc-
» tions des nerfs, dont il ne reste aucune
» trace à l'ouverture du corps. »

Or, je le demande à tout homme de bon sens : l'altération de ces cordons blanchâtres, que nous désignons sous le nom de nerfs, n'est-elle pas une maladie tout aussi organique que la lésion de la rate, du colon, de l'estomac, etc. ? Ici, comme l'on voit, c'est le flambeau de l'observation qui vient éclairer l'esprit de Pinel, faire luire la vérité à ses yeux, et la lui faire proclamer d'une manière pour ainsi dire involontaire.

Si nous doutions encore de l'existence d'une cause matérielle dans l'hypochondrie, nous acheverions de nous convaincre de sa réalité par la lecture du traitement conseillé par notre auteur. Il se gardera bien de ne rechercher ses moyens de guérison que dans les puissances morales, mais s'appesantira particulièrement sur les circonstances physiques propres à calmer ou à adoucir l'irritation des organes. « Le séjour à la campagne,

» une société choisie et gaie, des exercices
» du corps variés, les frictions et l'application,
» en un mot, des préceptes les plus sages de
» l'hygiène.»

Ainsi, nous voyons cet état singulier, qui est, pour nous servir des expressions mêmes de Pinel, *non un objet de ridicule, mais le spectacle touchant d'un malade toujours souffrant au moral comme au physique, et toujours voisin d'un égarement complet de la raison*, consister dans des lésions organiques démontrées par l'autopsie cadavérique, résulter de l'action irritante de certains agens internes ou externes, s'aggraver par l'usage de certaines boissons, guérir ou s'adoucir par les frictions, les bains, certaines herbes émollientes, etc., etc.

MÉLANCOLIE. La mélancolie est ainsi définie par Pinel : « Passion dominante portée à l'excès, délire exclusif sur un objet, propension à la défiance pour les motifs les plus frivoles, souvent penchant au suicide.»

Les causes, comme l'observe judicieusement l'auteur, en sont absolument les mêmes que celles de l'hypochondrie. Mêmes réflexions pour le traitement. Conséquemment, nous avons encore ici à traiter d'une maladie organique. Voyons quelques-uns des phénomènes moraux qui peuvent résulter de cette maladie : tous seront de nature à exciter de profondes méditations de la part du philosophe, du moraliste et du législateur.

« Le sommeil est agité et troublé par des ob-
» jets de terreur et des images lugubres ; pas-
» sion dominante qui devient extrême. L'a-
» mour est porté jusqu'au délire ; la piété
» jusqu'au fanatisme ; la colère jusqu'à une
» fureur frénétique ; le désir de la ven-
» geance jusqu'à la cruauté la plus bar-
» bare, etc. »

Voilà donc un puissant entraînement à des actes réprouvés par la saine morale, lequel ne reconnaît d'autre cause que l'altération de certaines parties abdominales ou cérébrales !

« En avançant vers une vieillesse précoce, » le corps se flétrit et se dessèche, la moro- » sité naturelle du caractère se renforce par » les progrès de l'âge ; le trouble croissant de » la raison finit par une sorte d'aliénation » d'esprit, ou plutôt par *une association bi-* » *zarre et forcée d'un certain ordre d'idées,* « avec les émotions les plus vives et les plus » tumultueuses. »

Jusqu'ici, l'entraînement à certains actes réprouvés par la raison et la saine morale n'a-vait été que puissant, que violent ; nous le voyons actuellement *forcé*. De tels actes doi-vent-ils être considérés comme volontaires, comme coupables, comme criminels ? Il me semble que Pinel résout la question par la négative, lorsqu'il dit que les progrès de la maladie finissent par troubler la raison, dé-terminer une sorte d'aliénation d'esprit, une association bizarre et forcée d'idées, etc. ; nous reviendrons sur cette importante question.

« Quelquefois il y a abattement du cou- » rage, choix particulier d'un genre de mort,

» recherche de la solitude pour se livrer uni-
» quement à des idées et à des projets de des-
» truction; d'autres fois on est dans la convic-
» tion intime qu'on est privé d'entendement,
» et qu'on ne peut remplir les devoirs de la
» vie; dans certains cas, le penchant au sui-
» cide devient irrésistible. »

Notons que les sujets dont nous traçons ici la maladie offrent le singulier phénomène de ne divaguer que sur un certain ordre d'idées, et que, placés hors le cercle de leurs erreurs, ils sont susceptibles de faire éclater le jugement le plus sain, le plus exquis, le plus capable de leur faire obtenir un rang très-élevé dans le temple de la sagesse.

Manie et autres Maladies de l'Esprit. A l'histoire de la mélancolie fait suite celle de la manie, maladie que Pinel définit ainsi :
« Lésion d'une ou de plusieurs fonctions de
» l'entendement, avec des émotions gaies ou
» tristes, extravagantes ou furieuses; et, dans
» certains cas, nulle perversion de l'entende-

» ment, mais impulsion aveugle à des actes
» de fureur. »

L'on voit, d'après cette définition, que la manie offre beaucoup d'analogie avec les maladies précédentes, et qu'on pourrait même les confondre sous beaucoup de rapports. Maís la distinction parfaite de ces différentes affections n'est pas essentielle au but que nous nous proposons.

L'auteur reconnaît deux sortes de manie : 1° lésion d'une ou de plusieurs fonctions de l'entendement; 2° perversion de la volonté, sans lésion apparente dans les fonctions intellectuelles.

L'on ne conçoit pas trop ce que signifie une *perversion de la volonté* sans lésion de l'entendement. La plénitude de la volonté est, en effet, inhérente à l'exercice régulier de toutes les fonctions, et une conséquence naturelle de la parfaite santé. Mais il devient inutile de s'appesantir davantage sur de semblables contradictions : la vérité est que Pinel admet ici un état morbide particulier dans lequel il y a entraînement irrésistible, entraînement aveugle à des actes de fureur; et c'est sous ce point de vue que nous devons particulièrement envisager la manie.

L'histoire de la manie nous présente une question philosophique digne de nos plus profondes méditations, en ce qu'elle peut jeter le plus grand jour sur la morale, la législation, etc. Sous cette dénomination, nous allons voir paraître un grand nombre d'états organiques et moraux particuliers, auxquels doivent être évidemment attribués la plupart des désordres qui viennent porter atteinte à la félicité publique.

« La nature des affections propres à don-
» ner naissance à la manie périodique, et les
» affinités de cette maladie avec la mélan-
» colie et l'hypochondrie, doivent faire pré-
» sumer que le siége primitif en est presque
» toujours dans la région épigastrique, et que
» c'est de ce centre que se propage, comme
» par une espèce d'irradiation, les accès de
» manie : c'est même toute la région abdo-

» minale qui semble entrer bientôt dans cet
» accord sympathique. »

Cette influence des organes digestifs sur le cerveau ne nous paraîtra pas étonnante. Nous savons, en effet, que le grand nerf sympatique établit les rapports les plus intimes entre les premiers et le siége de la pensée. Mais que la maladie existe primitivement dans les organes abdominaux ou dans le cerveau, toujours est-il que l'on admet ici une cause organique, une cause matérielle. Parmi les nombreux accès de manie dont Pinel fut témoin, il observa toujours qu'ils étaient précédés de symptômes d'irritation très-prononcée, soit dans les régions du ventre, soit dans l'encéphale. A ces symptômes d'irritation locale ne tardent pas à faire suite des phénomènes moraux aussi singuliers que souvent variés.

« Le désordre et le trouble des idées se
» marque au-dehors par des gestes insolites,
» par des singularités dans la contenance et
» les mouvemens du corps, qui ne peuvent
» que frapper vivement un œil observateur. »

L'on a déjà pu remarquer qu'il y a dans cette maladie des intervalles de calme plus ou moins parfait, et pendant lesquels les sujets sont même susceptibles de donner des preuves de la plus parfaite raison. Supposons qu'un individu que chacun considère comme le plus sensé des hommes, vienne, par des circonstances agissant subitement et momentanément, à se voir tout-à-coup affecté d'un violent accès de manie, à se trouver aveuglement entraîné à un meurtre, à et le commetire : est-il criminel ou malade? Tous ceux qui le connaissent répondront qu'il est coupable, parce qu'il n'a jamais offert aucun signe de folie, et qu'il raisonne d'ailleurs très-sainement sur toutes choses étrangères à l'objet de sa passion. Cependant il n'est que trop vrai que cette terrible effection est susceptible de se manifester tout-à-coup chez le plus sage des hommes, qu'elle peut n'avoir une existence que de quelques jours, quelques heures, quelques minutes même, et disparaître ensuite pour jamais, par la cessation des influences éphémères qui l'ont déterminée.

« Un aliéné parlait d'abord avec volubilité,
» il poussait de fréquens éclats de rire, il ver-
» sait ensuite un torrent de larmes : l'expé-
» rience avertissait de le renfermer prompte-
» ment, car ses accès étaient de la plus
» grande violence, et il mettait en pièces
» tout ce qui tombait sous ses mains. »

Supposons encore une fois un meurtre commis dans la violence de cet accès; supposons en même temps que l'auteur de ce meurtre soit traduit devant les tribunaux pour cet acte; supposons de plus que ses juges ne soient nullement initiés dans la connaissances des maladies mentales auxquelles se trouve exposée l'économie de l'homme : nul doute que ce malheureux insensé ne soit condamné au dernier supplice. Telle dut être la sévérité, ou plutôt l'erreur des premiers juges; et l'on conçoit facilement que ce ne fut que par une longue expérience, qu'après un très-grand nombre de condamnations de cette nature, que l'on parvint à juger qu'il existait des maladies susceptibles de porter invinciblement à des actes de cruauté, de barbarie et d'injustice.

A mesure que l'on pénétra plus profondément dans la connaissance de la nature intime de l'homme, le nombre des crimes réels diminua aux yeux des juges, et l'on finit par ne voir que des malades dans une foule de sujets que l'ignorance avait fait considérer comme de grands scélérats. Mais nous développerons plus loin notre pensée sur cette importante matière.

« Celui qui a regardé la colère comme une » fureur ou manie passagère (*ira furor brevis* » *est*), a exprimé une pensée très-vraie, et » dont on sent d'autant plus la profondeur, » qu'on a été à même d'observer et de com- » parer un grand nombre d'accès de manie; » puisqu'ils se montrent en général sous la » forme d'un emportement prolongé plus ou » moins fougueux. Ce sont bien plus ces émo- » tions d'une nature irascible, que le trouble

» dans les idées ou les singularités bizarres
» du jugement, qui constituent les vrais ca-
» ractères de ces accès. Aussi, trouve-t-on le
» nom de manie comme synonyme de celui
» de *fureur*, dans les écrits d'Arétée et de
» Cœlius-Aurelianus, qui ont excellé dans
» l'art d'observer. »

Ainsi, le médecin philosophe que nous citons ici admet avec raison, non-seulement que la colère est une véritable maladie, mais encore un accès de manie, lorsqu'elle est poussée jusqu'à la fureur. Dès-lors, que penserons-nous des actes commis dans cet état?

« Je pourrais citer quelques exemples d'a-
» liénés, connus d'ailleurs par une probité ri-
» gide durant les intervalles de colère, remar-
» quables, pendant leurs accès, par un pen-
» chant irrésistible à voler et à faire des tours
» de filouterie. »

Nous pourrions faire figurer ici un grand nombre d'autres effets remarquables, tant de la manie que des différentes autres espèces de vésanies; mais n'en voilà-t-il pas plus qu'il n'en faut pour nous démontrer qu'il n'est point de phénomène moral, quelque étrange qu'on le suppose, point de passion, point de penchant, qui ne puissent se manifester en nous sous l'influence de certaines lésions organiques? Cependant, avant de tirer les conséquences qui découlent d'elles-mêmes de ces grandes vérités, citons, en faveur de notre théorie, quelques propositions physiologiques du plus beau génie médical du dix-neuvième siècle, l'auteur de *la Médecine physiologique*. Toutes exprimeront des vérités incontestables, et uniquement basés sur l'observation des faits.

« La folie est une irritation. »

« Le mode d'action des viscères malades, » agissant sur l'encéphale, se réduit toujours » à une stimulation. Eh bien, ces stimulations du cerveau, devenues excessives, continues, importunes, peuvent établir dans » les fibres de ce viscère un mode d'irritation permanente qui constitue une véritable folie. »

« Lorsque l'hypochondriaque commence à » se figurer des chimères, gardez-vous d'ou- » blier que ses organes digestifs souffrent » depuis long-temps. »

« Pourquoi tant s'étonner de la diversité » des délires? Toutes nos impulsions instinc- » tives et toutes nos idées étant associées à » des mouvemens de la matière nerveuse, » comme des effets à leurs causes, peuvent » se reproduire par l'effet de l'irritation qui » existe dans cette partie. »

« Tous les viscères (organes internes) ont » la faculté de déranger l'action intellectuelle » du cerveau. »

« Puisque le cerveau ne peut se défendre » des stimulations que lui lancent à chaque » instant les viscères dans l'état normal, puis- » qu'il en reçoit des lois, qu'il est dérangé » par elles dans ses opérations intellectuelles, » et violenté dans l'exercice de sa volonté, il » n'est pas étonnant qu'une inflammation des » organes digestifs et génitaux dénature le » caractère et provoque des séries d'idées dif-

» férentes de celles qui existaient avant cette » inflammation. »

« Les excitans (modificateurs naturels ou » accidentels) ayant agi avec une énergie » trop forte et trop prolongée sur les princi- » paux organes, qui tous sont abondamment » pourvus de matière nerveuse, le cerveau, » centre de cette matière, contracte un état » d'irritation. » (*Voyez* le dernier ouvrage de ce médecin philosophe, ayant pour titre : *De l'Irritation et de la Folie, ouvrage dans lequel les rapports du physique au moral sont établis sur les bases de la médecine physiologique*.

Nous allons terminer ce qui a trait à l'existence des causes matérielles dans les différentes espèces de folie que nous étudions, par plusieurs passages fort intéressans de l'un de nos médecins légistes les plus distingués, le célèbre Fodéré. Nous ne saurions, encore une fois, nous étayer d'un trop grand nombre d'autorités respectables, en traitant des matières si graves et si délicates.

« Il y a, chez certaines personnes, un état
» moral particulier, approchant quelquefois
» de la démence, état connu du vulgaire sous
» le nom de *vapeurs*, et des médecins, sous
» celui de *mal hypochondriaque*. C'est une
» maladie réelle qui a son siége dans le bas-
» ventre, d'où elle répand le trouble et le dé-
» sordre dans tous les systèmes, sensitif,
» musculaire, etc. »

« Je regarde la jalousie comme un véri-
» table délire, le plus difficile à guérir, le
» plus terrible dans ses effets. Ce genre de
» délire affecte particulièrement les constitu-
» tions physiques propres à la mélancolie. »

« Les substances enivrantes déterminent
» en général l'affluence d'une plus grande
» quantité de sang à la tète, d'où résulte une
» tension plus ou moins grande des vaisseaux
» du cerveau, tension qui produit, suivant
» ses degrés, tous les effets intermédiaires,
» depuis une certaine énergie jusqu'à la fu-
» reur, et jusqu'à la compression qui cause
» l'assoupissement et l'apoplexie. »

« Si l'homme civilisé a appris à se con-
» traindre, s'il est retenu par la crainte des
» lois et par un reste de raison, son cerveau
» n'en reçoit pas moins une atteinte funeste
» pour l'entendement, qui le pousse quel-
» quefois à des actions qu'autrement il n'au-
» rait pas commises. L'impulsion est au-
» dessus de toute liberté, lorsqu'il se trouve
» dans les individus une énergie de certains
» organes qui les fait dominer sur tous les
» autres, et qui entraîne, comme par un tor-
» rent impétueux, toutes les résistances que
» peut opposer la raison. »

« Divers dérangemens passagers des facul-
» tés intellectuelles, indépendans de la cons-
» titution et de la nature de l'homme, tien-
» nent à des accidens ou à des maladies qui,
» lorsqu'ils sont dissipés, rendent l'homme à
» son premier état. »

« Le cerveau étant le point central de la
» vie intellectuelle, on peut admettre en prin-
» cipe général qu'il est fort douteux que
» l'homme ait joui de l'exercice libre de sa

» volonté dans les maladies essentielles ou
» sympathiques de ce viscère. »

« Le suicide est le produit des altérations
» du cerveau. C'est presque toujours dans
» une tête pléthorique et échauffée qu'il a été
» conçu. »

« Il peut arriver qu'un homme se soit
» trouvé dans un cas de folie temporaire,
» sans qu'il doive pour cela être considéré
» comme réellement insensé. »

« Il n'y a pas parité entre un acte civil passé
» avec sagesse, et une action criminelle, qui
» peut déjà être considérée comme un com-
» mencement de déraison. »

« Les juges doivent avoir égard à la con-
» duite antérieure des sujets, aux maladies
» d'esprit et de cœur, etc. »

« Le suc gastrique est si puissant dans quel-
» ques cas, que l'irritation qu'il cause à l'es-
» tomac excite un besoin impérieux de pren-
» dre tout ce qui se présente. »

« Les passions produisent toutes, lors-
» qu'elles sont très-vives, un délire instan-

» tané. On pourrait donc, à la rigueur, con-
» sidérer toutes les actions faites dans un mo-
» ment très-passionné comme celles d'un
» homme en état de démence. »

CHAPITRE XVI

APPLICATION DES CONNAISSANCES QUE NOUS AVONS ACQUISES SUR LA FOLIE, ETC., A LA MORALE ET A LA LÉGISLATION. — PEINE DE MORT.

« Tout crime procède de folie. Toute » cruauté, toute brutalité, toute vengeance, » toute injustice est folie. Celui qui s'y est » livré a perdu dans cet instant sa raison; » son cerveau a eu une maladie accidentelle. »

FODÉRÉ, *médecin légiste.*

« On demande souvent si les hommes » qui, raisonnant bien d'ailleurs, sont tourmentés par une impulsion vers le meurtre ou le suicide qui leur inspire de l'horreur, méritent le nom de fous. Je n'hésite pas à répondre affirmativement. »

BROUSSAIS.

DE tout ce que nous venons de voir sur la folie découle naturellement cette grande vérité, devenue désormais incontestable pour nous, que toute altération des facultés intellectuelles a nécessairement sa source dans la lésion d'un ou de plusieurs organes de l'économie.

Tant que nos besoins, nos penchans, notre volonté, nos idées, notre raisonnement, nos actes, etc., sont conformes aux dispositions naturelles de la majeure partie des hommes, c'est-à-dire en harmonie avec l'amour de nous-mêmes, celui de tous nos semblables et la raison (*cette raison éternelle*, dit Fodéré, *qui renferme dans son sein tout ce qui est absolument beau, bon et juste, et qui ne nous porte qu'à des actes conformes à l'ordre général qui régit l'univers*), nous sommes jugés sains et raisonnables.

Les jurisconsultes définissent ainsi la raison : « Une aptitude à juger des choses comme » le commun des hommes, jointe à l'accom- » plissement de tous les devoirs sociaux in- » dispensables. »

Ainsi, la raison ne gît pas seulement dans la faculté de juger sainement des rapports et de l'enchaînement naturel des choses et des

faits ordinaires, mais encore dans la volonté et la faculté de conformer ses pensées et ses actes aux saintes lois de la morale. « La rai-
» son, dit Broussais, ne consiste pas seule-
» ment à bien tirer une déduction; elle ne
» nous est pas seulement donnée pour faire le
» bien; elle a aussi pour fonction de nous
» empêcher de faire le mal.»

Toute pensée, tout raisonnement, tout acte, contraires au bien-être particulier, au bonheur des autres hommes, aux rapports naturels et évidens des choses entre elles, sont des cas de maladies que l'on peut désigner sous les dénominations d'*aberration des sens*, d'*irritation cérébrale*, de *délire*, de *perversion morale*, de *folie*, etc.

« La folie et le délire, disent encore les ju-
» risconsultes (car folie et délire sont ici deux
» termes synonymes), est un jugement faux
» et erroné de la part d'une personne qui
» veille, sur les rapports des objets qui se ren-
» contrent le plus fréquemment dans le cours
» de la vie, et sur lesquels tous les hommes

» portent le même jugement, joint à l'inob-
» servation des règles les plus triviales de la
» société; le délire est surtout évident lors-
» que ce jugement est fort différent de celui
» que la même personne avait coutume de
» porter habituellement. »

L'on voit que, d'après cette double définition, les jurisconsultes placent naturellement au nombre des actes de folie tout suicide non impérieusement commandé par des maux jugés sans fin ou l'intérêt de la patrie, la violation des propriétés d'autrui, le meurtre hors le cas de légitime défense, en un mot, presque tous les actes contre lesquels la loi prononce la peine de mort, les travaux forcés, la réclusion, la marque, le carcan, de longs emprisonnemens, etc. « Celui qui a
» cédé à une impulsion qu'il condamne, dit
» l'auteur précité, a très-mal raisonné, puis-
» qu'il n'a pas été arrêté par la prévision des
» conséquences; il a mal raisonné ses rap-
» ports avec les autres, ou il n'a point rai-

» sonné, ce qui revient au même : il est dans
» le même cas que l'homme excité par le vin,
» qui semble raisonner juste, mais qui frappe
» et brise pour le plaisir de détruire. Tous
» ces gens ne jouissent pas de la raison, puis-
» qu'ils ne peuvent résister aux impulsions
» d'un instinct dépravé par l'irritation de l'ap-
» pareil nerveux polysplanchnique. Cette mo-
» nomanie est dite raisonnante ; ce n'est que
» pour la distinguer des autres ; c'est parce
» que l'aberration est plus dans les actes que
» dans le discours. »

« L'état physique, dit Cabanis, le carac-
» tère des idées, les affections et les pen-
» chans marchent toujours de front, et se
» rapportent les uns aux autres, suivant cer-
» taines lois fixes. »

Si les hommes qui se livrent aux actes que nous qualifions de crimes ne sont que des aliénés victimes d'une organisation fâcheuse, il s'ensuit que nous ne devons voir en eux que de malheureux malades, les traiter en conséquence, leur prodiguer tous les soins que réclame leur déplorable situation.

Néanmoins, comme la première loi de toute société est le maintien de l'ordre et le bonheur de tous, les hommes qui offrent de si fâcheuses dispositions doivent être séparés du grand corps, dès l'instant où il est démontré par leurs actions qu'ils ne pourraient que lui être nuisibles; mais toujours avec ce regret que nous éprouverions de la perte d'un de nos membres, à l'amputation duquel une affection gangréneuse nous forcerait de consentir pour sauver le reste de l'économie.

En conséquence, on pense bien que, conduits par de tels principes, nous nous garderons bien d'invoquer la peine de mort ou autres châtimens terribles contre ceux que nous venons de priver de leur liberté naturelle, du commerce de leurs frères, et, certes, on aura bien interprété notre pensée. Non, il ne peut entrer dans le cœur de l'homme qui consacre ses veilles à l'étude des faiblesses et des infirmités de notre frêle économie, d'invoquer des peines cruelles contre un membre de la grande famille, contre des aliénés, contre des malades.

Mais alors, me dira-t-on, quel parti prendre à l'égard des meurtriers, des incendiaires, des individus, en un mot, offrant des dispositions contraires au bonheur de tous? Nous avons déjà répondu à cette question : voir dans l'un, un mélancolique ou un hypochondriaque; dans l'autre, un maniaque; dans un troisième, un dément; dans un quatrième, un idiot, et diriger ainsi toutes les ressources de l'art vers les causes primitives de la maladie : ici, les actes monstrueux ne sont que des symptômes, et c'est dans leurs causes seulement qu'ils doivent être attaqués, c'est-à-dire qu'il faut guérir les affections organiques internes. *Sublatâ causâ, tollitur effectus.*

Pour cette fin, nous supplierons les nations ou leurs représentans d'ordonner des établissemens publics uniquement consacrés au traitement de ces mêmes affections, établissemens qui seraient à l'instar des maisons de santé que nous possédons déjà pour une certaine classe de fous, et où, comme dans ces dernières, des médecins éclairés prodigueraient à ces malheureux aliénés les soins les plus fraternels, jusqu'à ce qu'ils fussent jugés en état de reparaître sur la scène du monde, sans danger pour la société. « Au lieu » de faire périr un coupable, dit Morellet, il » faudrait l'appliquer aux emplois les plus » avantageux à la société, plus ou moins pé- » nibles, et pendant un temps plus ou moins » long, selon le degré du crime. » — « Non, dit » Beccaria, les châtimens n'ont pour but que » d'empêcher les coupables de nuire désor- » mais à la société, et de détourner les ci- » toyens de la voie du crime. » — « La peine de » mort, dit Ch. Lucas, avilit ou exalte le » courage, légalise le meurtre, supprime et » ne punit pas le coupable, est d'une publi- » cité dangereuse, plus propre à inspirer l'ins- » tinct que l'aversion du meurtre, ne pré- » vient la récidive que matériellement, tan-

» dis qu'un bon système pénitentiaire n'avilit
» ni n'exalte le coupable, ne met que le juste
» dans la loi, est réformateur, d'une publi-
» cité favorable aux mœurs, appelle le re-
» mords, conserve à l'homme l'espérance,
» adoucit les mœurs, et prévient moralement
» la récidive, à la fois de la part du coupable
» et de celle des associés. » — « On n'a droit de
» faire mourir, dit J.-J. Rousseau, même
» pour l'exemple, que celui qu'on ne peut
» conserver sans danger. » — « La peine de mort,
» dit M. Rémusat, est une voie de fait sur
» l'homme. Elle traite l'homme comme une
» force brutale qu'elle anéantit par une force
» plus grande, sans lui donner ni le temps,
» ni la possibilité, ni l'intérêt de devenir
» meilleur. »

La fin du siècle dernier et le commencement de celui-ci ont vu s'opérer dans la législation, notamment en France, les plus philanthropiques améliorations. Déjà, depuis long-temps, l'on a cessé de poursuivre comme criminelles des classes entières d'aliénés.

Pourquoi suspendrait-on de si louables travaux? Pourquoi ne pas proclamer réellement l'égalité de tous les hommes? Pourquoi cette étrange contradiction de prodiguer les soins les plus tendres à certaines classes d'insensés, tandis que l'on ordonne les gibets contre certaines autres? Hé quoi! les fous, les malades ont-ils cessé d'être nos frères? et n'ont-ils pas tous un droit égal à notre humanité?

Cette amélioration dans les lois serait peut-être le plus beau triomphe que jamais la philosophie eût remporté sur l'erreur et l'ignorance : elle attesterait devant l'univers entier de la haute sagesse de l'assemblée législative qui aurait su l'opérer, et son nom serait inscrit en caractères ineffaçables dans le livre de l'immortalité. Connaissance profonde de la nature humaine et des droits de tous, raison, philanthropie, respect éclairé pour les prérogatives de la justice éternelle, en un mot, tout ce qui peut contribuer le plus à la gloire de l'homme ; telles sont les qualités que tous devraient supposer dans de tels législateurs.

Que de bénédictions sincères et bien méritées ne s'attirerait pas la noble assemblée législative qui aurait su s'élever à la grandeur des connaissances physiologiques actuelles, apprécier les faiblesses de la nature humaine, trouver les moyens de corriger ce que certains hommes offrent de vicieux dans le moral, et rappeler ainsi dans le sein de la société une foule de sujets qui en feraient peut-être le plus bel ornement par le plus sincère attachement à des devoirs qu'ils n'ont méconnus que par des circonstances accidentelles indépendantes de leur volonté!

Voyez-vous ce père infortuné dont des travaux excessifs, les maladies de la misère, la faim, la soif, et surtout le spectacle déchirant d'une famille en pleurs lui demandant à grands cris quelques morceaux de pain, qu'il n'a pas; voyez-vous, dis-je, ce malheureux père, dont tant de fatigues et de douleurs ont perverti l'organisation jusqu'au point de lui faire oublier quelques instans certains devoirs? sa tête va tomber sous le coup de l'instrument fatal; et, pour comble de maux, sa famille est à jamais déshonorée dans l'esprit de la multitude!

Voyez-vous subir le même sort cette épouse chérie, cette vertueuse mère de famille qu'une manie périodique, et dont les accès se manifestent si rarement et pendant un si court espace de temps, que, passant pour raisonnable aux yeux des personnes à l'examen desquelles elle se trouve soumise, on la juge avoir commis sciemment et volontairement l'action pour laquelle lui est réservé cet affreux supplice? Encore une famille plongée dans le deuil, le désespoir, et perdue peut-être pour jamais dans l'estime publique!

Voyez-vous, d'un autre côté, ce jeune adolescent, dans les canaux duquel circule un sang bouillant avec une extrême rapidité, que des nerfs et un cerveau éminemment irritables exposent aux mouvemens colériques les plus violens pour la moindre cause, réunissant en lui tous les élémens organiques de l'amour le plus impétueux et le plus indomptable? Cette âme de feu contracte une liaison intime avec un objet qui, semblant répondre à son ardeur, rend de jour en jour plus violente la passion qui le dévore.

Cependant un rival vient tout-à-coup lui ravir tout espoir de bonheur, et celle qui l'a captivé ne répond plus à l'expression de son amour sincère que par le mépris le plus révoltant.

La fureur de cet amant infortuné est au comble : mille pensées lugubres viennent plonger son esprit dans le nuage le plus affreux; mille projets, tous plus sinistres les uns que les autres, roulent tour-à-tour dans son esprit; le sommeil fuit loin de lui, l'estomac se refuse à prendre toute espèce d'aliment; il court çà et là comme une bête féroce, ses forces s'épuisent, et son corps ne tarde pas à tomber dans le plus complet affaissement.

Tant de tourmens et de fatigues ont porté les plus graves atteintes à sa santé, et poussé au plus haut période son exaltation mentale : le moral se trouve profondément affecté, la raison est nulle, et, conséquemment, incapable de le retenir dans l'impulsion aveugle qu'il ressent pour la vengeance.

La manie est ici démontrée par tous les symptômes qui la caractérisent habituellement. En un mot, ce jeune homme, il y a quelques jours, si sage, si vertueux, si retenu malgré toute la violence de son tempérament, n'est plus qu'un malheureux aliéné.

Une circonstance accidentelle présente tout-à-coup à sa vue la cause de sa douleur : un accès furieux se manifeste, la rage le domine, l'instinct seul de la bête farouche devient son guide, et une seconde après la première porte le fer mortel dans son sein.

Cependant, frappé lui-même d'horreur à la vue du sang qui coule à grands flots de la plaie de sa victime, il s'opère tout-à-coup dans son être une révolution générale, d'où résulte immédiatement le rétablissement de la santé et de l'harmonie.

Revenu ainsi à lui-même, il raisonne, voit l'horreur de son attentat, et en verse même un torrent de larmes. N'importe, la loi n'est point touchée de son repentir : elle ignore qu'il y a ici folie partielle, folie momentanée; et l'arrêt fatal est prononcé.

« Il est, dit l'auteur de la Chartre fran-
» çaise, des temps où les intentions les plus
» pures ne suffisent pas pour diriger, où sou-
» vent elles égarent. » — « L'échafaud, dit
» Ch. Lucas, ne peut donc se maintenir au
» nom de la justice pénale, parce que la jus-
» tice humaine n'a point à s'occuper de pé-
» nalité... Oh! le meilleur moyen de rap-
» peler au coupable le caractère sacré qu'il
» a violé, n'est-il pas de le respecter envers
» lui-même? Ce n'est qu'alors que le mé-
» chant conçoit qu'il y a des devoirs dans ce
» monde. »

Qui pourrait nier que ces malheureux sujets que nous venons de voir tomber sous le coup du bourreau, ou condamner aux galères à perpétuité, n'aient pu, après un traitement plus ou moins long, récupérer entièrement l'usage de la raison, constituer de vertueux citoyens, et mériter ainsi de reparaître avec honneur dans le sein de la société ?

Pour peu qu'un homme de bon sens réfléchisse sur les actes contre lesquels les lois prononcent la peine de mort, sur les circonstances qui les ont fait commettre, ainsi que sur ces impulsions aveugles que nous avons vues, avec Cabanis, Gall, Broussais, Pinel, Fodéré, Richeraud, etc., résulter de certaines lésions organiques, il ne pourra se défendre de prononcer que tous présentent, quant aux causes, la plus parfaite analogie avec les trois cas que nous venons d'exposer.

Nous lisons dans un de nos journeaux philosophiques les plus estimés d'entre ceux qui se publient en Europe, *le Globe,* l'observation suivante, laquelle est bien propre à nous démontrer l'existence de ces impulsions aveugles et irrésistibles aux actes monstrueux que la loi punit de mort.

L'académie royale de médecine a reçu, dans sa dernière séance, plusieurs communications qui n'intéressent pas seulement les médecins, mais encore les juges, les moralistes et tous ceux qui s'occupent de l'étude de l'homme.

M. Barbier, médecin en chef de l'hôpital d'Amiens, auteur de plusieurs ouvrages très-estimés, adresse à l'Académie une observation dont il certifie l'exactitude. Une femme nouvellement accouchée, ayant entendu parler du crime de la fille Cornier, fut prise de monomanie homicide. Elle lutta d'abord, quoique avec peine, contre le désir qui la poursuivait; mais, craignant enfin de ne pouvoir résister plus long-temps, elle en fit l'aveu à son mari, qui se vit dans la nécessité de la faire enfermer, à l'effet de la faire guérir.

M. Esquirol rapporte, à cette occasion, que depuis que les détails du meurtre commis par Henriette Cornier ont été publiés, il a reçu dans sa maison de santé six ou sept femmes atteintes d'une maladie semblable. Un membre fait une communication du même genre.

Un autre membre de l'Académie affirme que le double meurtre commis par Papavoine a donné lieu à un fait semblable en tout aux précédens. Une dame d'un rang très-élevé, ayant eu la curiosité de visiter le lieu où l'assassinat avait été commis, fut prise aussi à l'instant même de monomanie homicide.

Un homme mélancolique ayant assisté au supplice d'un criminel, en ressentit une émotion si violente, qu'il fut saisi tout-à-coup du désir le plus véhément de tuer, quoiqu'il conservât en même temps l'appréhension de commettre un tel crime.

Cette répétition d'atrocités doit porter à de sérieuses réflexions. (15 août 1826.)

Nous lisons dans la *Gazette des Tribunaux* (24 juin 1826) l'histoire d'une jeune servante, que la pensée de couper la tête d'un enfant qu'elle chérissait de l'amour le plus tendre poursuivait jour et nuit, et que, disposée, un jour, à se livrer à sa violente impulsion, tenant déjà un couperet en main pour commettre cet horrible attentat, elle ne put éviter de le faire qu'en appelant à grands cris le père de cet enfant, à l'effet de le conjurer de la chasser immédiatement de sa maison.

M. le docteur Marc, médecin légiste fort distingué, rapporte des faits tout-à-fait semblables à ceux que nous venons d'exposer.

S'il existe encore quelques individus qui n'admettent pas avec les médecins éclairés de notre siècle, que toute impulsion au mal ait sa source dans des dispositions organiques spéciales, il n'en est aucun qui ne reconnaisse qu'il en soit ainsi dans une foule de cas. Or, dans le doute, le juge ne doit-il pas être favorable à l'accusé?

D'après ce, combien de citoyens honorables, de bons pères de famille, de mères tendres, d'épouses vertueuses, d'enfans adorés, d'amis sincères, etc., l'abolition de la peine de mort et de certains autres châtimens plus terribles encore peut-être, ne rappellerait pas dans le sein de la société! A combien de familles on éviterait la honte d'un déshonneur qui souvent porte le dernier découragement dans chacun de leurs membres, les dégrade à leurs propres yeux, et fait que les crimes paraissent même être héréditaires dans certaines d'entre elles! Ne connaît-on pas la puissante influence de l'opinion publique sur les actes humains? Ne sait-on pas que l'amour de l'estime publique forme la règle de la conduite de l'immense majorité des hommes? qu'il n'est rien qui nous élève plus à nos propres yeux, et nous encourage plus à la pratique de la vertu, que la bonne opinion que nous savons que le public a de notre personne? N'est-il pas incontestablement vrai que quiconque a cessé de s'estimer soi-même n'est plus apte au bien, et ne peut tomber que dans le dernier état d'abrutissement moral? Tout citoyen qui se verra méprisé de ses semblables (tel est le sort du forçat libéré surtout) se considérera lui-même comme un citoyen réprouvé, que rien ne peut réconcilier avec la société, et finira même par ne voir dans chacun des hommes qu'autant d'ennemis, envers lesquels il croira devoir se comporter comme envers des ennemis réels.

En traitant, au contraire, avec toute l'indulgence possible les personnes qui se seront écartées de la ligne de leurs devoirs, en ne voyant en elles que des aberrations, que des maladies curables, elles conserveront encore de l'estime pour elles-mêmes, ne désespéreront pas de celle de leurs frères, et s'en rendront enfin dignes sous tous les rapports.

Dès-lors peut-on concevoir un moyen plus capable de perfectionner les mœurs des hommes que la création des établissemens que nous réclamons en faveur des aliénations mentales tendant à troubler l'harmonie de la société?

« Le système pénitentiaire, dit le jeune philanthrope que nous avons cité précédemment, conserve à l'homme l'espérance, adoucit les mœurs, etc. »

Mais, me dira-t-on, que de fous chez lesquels le meilleur traitement ne saurait rappeler l'usage de la raison, et qui sont conséquemment incorrigibles dans leurs impulsions monstrueuses! Dès-lors quelle serait l'utilité de ces établissemens?

A ce, je répondrai qu'il ne se présente pas un cas sur mille où l'on puisse assurer qu'une maladie mentale quelconque soit incurable, et que, dans le doute, les lois de l'humanité exigent que l'on n'abandonne personne à une *mort morale* certaine, sans avoir fait concourir toutes les puissances de l'art à sa guérison; que, d'ailleurs, les maladies jugées les plus incurables, comportent toutes des adoucissemens, des améliorations; qu'enfin, pour ce qui a trait à la sûreté de la société, l'on consentirait péniblement à la détention perpétuelle des malheureux auxquels rien ne pourrait rendre le bienfait de la santé. « Le système pénitentiaire, dit Mᵉ Lucas, est capable de soumettre le coupable le plus féroce. »

Notons ici, en passant, qu'il n'entre nullement dans notre pensée de chercher à soulever aucun scandale, et de provoquer qui que ce soit à la désobéissance de nos lois actuelles. Nous pensons que toutes ont été votées par des assemblées légalement constituées, et représentant conséquemment l'opinion du pays; que nos législateurs ne se sont proposé d'autre but que de contribuer à la félicité publique ; que tout bon citoyen doit s'y soumettre respectueusement, et nous déclarons hautement que nous regardons comme notre premier devoir la plus scrupuleuse observation de chacune d'elles. Quelque défectueuses qu'elles nous paraissent, nous entrevoyons dans leurs dispositions générales un fond de sagesse qui ne peut nous laisser aucun doute sur la pureté des intentions de leurs auteurs.

Quand on réfléchit que depuis la chute de la république romaine jusque presqu'au dernier siècle, certaines castes étaient parvenues à concentrer la plupart des connaissances humaines dans leur sein, envelopper les peuples dans les nuages de l'ignorance et de la superstition, pervertir ainsi la raison naturelle des hommes, l'on doit même s'étonner que notre législation soit parvenue au point où elle se trouve actuellement. Assurément, ce n'est point en un jour qu'une nation peut espérer la suprême perfection, en ce genre comme en bien d'autres, surtout quand elle a constamment à lutter contre les préjugés, l'ambition et le despotisme. C'est aux hommes, dans le cœur desquels l'amour de la patrie a établi son règne, à employer toutes leurs ressources pour ramener les peuples à leur état primitif, les pénétrer de toute l'étendue de leurs droits, faire brûler de nouveau dans leurs âmes ce feu sacré de la liberté qui animait nos encêtres, et produire ainsi de salutaires effets sur l'esprit des législateurs.

Éclairer ses semblables, quand on croit en posséder les moyens, est un devoir non moins sacré que celui de les soulager dans leurs maux. Quiconque est véritablement animé de l'amour sincère du bien public, trouve dans ses propres sentimens toutes les connaissances nécessaires pour rendre quelque service à sa patrie. La vertu est souvent plus persuasive que la science, et l'homme de bien, pour peu qu'il réfléchisse, ne peut être qu'un moraliste éclairé, sinon un habile et fin politique.

Déjà la révolution française, qui a eu pour précurseurs les immortels écrivains du dix-huitième siècle, notamment Voltaire, Rousseau, Helvétius, Diderot, d'Alembert, etc., ces amis sincères du bonheur des peuples, a fait luire le flambeau de la vérité dans presque tous les points de l'univers. La France, surtout, se distingue de plus en plus par ses vertus patriotiques, et le temps heureux de l'émancipation générale de l'esprit humain ne peut tarder à arriver.

Ne nous arrêtons pas devant de si belles destinées : que chacun contribue, autant qu'il est en soi, à cette majestueuse révolution; que chacun des membres de la grande famille exprime hautement toutes ses pensées, et répande avec courage toutes les vérités qu'il juge devoir être utiles à ses semblables. Que personne ne se considère comme Français, Anglais, Russe ou Espagnol, mais comme un citoyen de l'immense cité, comme le frère de tous les hommes, le compatriote de tout ce qui chérit la liberté.

C'est ainsi qu'en luttant par les armes de la raison, de la sagesse et du dévoûment patriotique, nous parviendrons à obtenir ou à perfectionner le pacte de nos libertés publiques, et à trancher la tête à l'hydre monstrueux qui tend à les engloutir.

Une nation éclairée ne pourra jamais méconnaître ses droits; une nation éclairée ne sera régie que par des lois sages; une nation éclairée sera toujours unie; une nation éclairée sera toujours inaccessible à la corruption; une nation éclairée sera toujours invincible; et c'est devant cette puissance formidable que viendront se briser les armes du despotisme et de la tyrannie.

« Nous vivons dans un pays, dit M. Ch. Renouard, où la peine capitale est écrite dans les lois, appliquée par les tribunaux, exécutée sur les places publiques. Un état officiel, dressé par les ordres du ministre de la justice, constate qu'en 1825 les arrêts des cours du royaume l'ont prononcée cent soixante-seize fois. Sous l'empire de cette législation, et au milieu des sanglantes habitudes qui la sanctionnent, cette voix s'est élevée pour demander publiquement à l'homme s'il use d'un pouvoir légitime, lorsque, juridiquement, il tranche la vie de l'homme. De quoi faut-il s'étonner le plus : de ce que personne n'ait songé à vous taxer d'audace, ou de ce que nul n'ait été surpris en voyant se continuer l'affreux spectacle des exécutions? Ainsi, sur cette question si grave on en est à ce point, qu'un pays placé sur le premier rang de la civilisation ne se sent ému ni d'appliquer une telle peine, ni de s'entendre contester un tel droit dont il use. Si la peine de mort était illégitime, comment, dans nos campagnes et dans nos villes, le frémissement de l'indignation publique n'interromprait-il pas le drame sanguinaire dont cette peine donne la représentation? Si elle était légitime, d'où vient que l'instinct public repousse avec horreur le bourreau? Et comment la société hésite-t-elle assez sur son droit pour se laisser froidement accuser de meurtre et d'excès de pouvoir?

Il y a donc ici un doute qui doit s'éclaircir. Les sociétés humaines n'ont pas reçu le don malheureux de s'endormir longtemps dans la sécurité du scepticisme, sur ce qui touche leurs sentimens les plus saints et leurs plus précieux intérêts; l'humanité, la religion, la politique réclament une solution. Il faut que la question se vide, et que la perplexité cesse; il faut qu'un examen persévérant et approfondi consacre et affermisse le droit de mort ainsi ébranlé, ou purge nos lois de cette usurpation sur la compétence divine.

Une accusation banale ne manquera pas de s'élever contre vous, si vous arrivez à vous flatter que l'abolition de la peine de mort devienne le résultat de vos recherches. On vous dira que vous rêvez une utopie. J'aime à croire que vous ne vous défendrez pas du reproche : oui, ce sont des utopies que nous rêvons. Mais qu'on nous dise laquelle parmi les vérités légales qui aujourd'hui dominent réellement sur le monde, n'a pas commencé par être une utopie ? L'égalité devant la loi, la libre défense des accusés, le gouvernement dans l'intérêt général, le vote de l'impôt, la liberté sous toutes les formes, de pensée, de conscience, de parole, de presse, d'industrie, n'étaient-ce pas là autant de rêveries dont les philosophes, dans leurs études solitaires, osaient à peine entrevoir vaguement la promesse pour un lointain avenir? Et cependant, chacune à leur tour, elles ont pris possession des réalités de la vie. Hier, l'abolition de la traite des noirs était une utopie; on appelle encore de ce nom l'extirpation de l'esclavage, la suppression des loteries et des jeux, l'enseignement libre et universel : qui osera dire toutefois qu'il faille rejeter l'espérance de voir, sous peu de temps, ces utopies-là devenues des vérités pratiques?

Ainsi va le monde moral et intellectuel; le mieux n'y est pas ennemi du bien ; c'est à la perfection qu'il faut tendre, même avec la certitude que la perfection ne sera jamais l'apanage de l'homme. Dire qu'on arrivera jusqu'au bien, ce serait folie ; ne pas y tendre, afin de pouvoir du moins avancer de quelques pas, ce serait lâcheté. Puisque Dieu nous a créés indéfiniment perfectibles, il ne nous en voudra jamais de travailler à notre perfectionnement.

Nous devons donc exprimer franchement l'opinion où nous sommes que nos lois européennes ne sont point encore entièrement dépouillées de l'ancienne barbarie, dont on a cherché du reste à nous délivrer; qu'elles sont souvent injustes et tout-à-fait insuffisantes pour améliorer les hommes, et que des établissemens consacrés à la guérison des aberrations de la raison humaine seraient la seule voie qui pût produire le bien que se sont proposé sincèrement nos législateurs français. « Ouvrons l'histoire, disait Beccaria, avant » la révolution française, nous verrons que » les lois, qui devraient être des conventions » faites librement entre des hommes libres, » n'ont été le plus souvent que l'instrument » des passions du petit nombre, ou la pro- » duction du hasard et du moment, jamais » l'ouvrage d'un *sage observateur de la na-* » *ture humaine*, qui ait su diriger toutes les » actions de la multitude à ce seul but : *Tout* » *le bien-être possible pour le plus grand* » *nombre*..... Assurez, autant que vous le » pourrez, une ressource à quiconque sera » tenté de mal faire, et vous aurez moins à » punir..... Comme les lois et les mœurs d'un » peuple sont toujours en arrière de plusieurs » siècles à ses lumières actuelles, nous con- » servons encore la barbarie et les idées fé- » roces des chasseurs du Nord, nos sauvages

» ancêtres..... Plus les châtimens seront atro-
» ces, plus le coupable osera pour les éviter.
» Il accumulera les forfaits pour se soustraire
» à la peine qu'un premier crime a méritée...
» En soutenant les droits du genre humain
» et de l'invincible vérité, si je contribuais à
» sauver d'une mort affreuse quelques-unes
» des tremblantes victimes de la tyrannie ou
» de l'ignorance, également funestes, les bé-
» nédictions et les larmes d'un seul innocent
» revenu aux sentimens de la joie et du bon-
» heur, me consoleraient des mépris du reste
» des hommes. » (*Traduction de Collin de Plancy.*)

Le législateur, en prononçant des peines contre certains actes, ne peut être animé du désir de la vengeance : il ne peut se proposer d'autre but que la correction, l'amélioration du réfractaire aux lois de la saine morale, la sûreté générale et l'exemple. « Les châtimens n'ont pour but que d'empêcher le coupable de nuire désormais à la société, et détourner ses concitoyens de la voix du crime. »

Imaginez, par exemple, un crime mille fois plus horrible qu'aucun de ceux qui sont mentionnés dans nos Codes : citez-en l'auteur devant un tribunal composé de tous les juges des nations civilisées ou non civilisées, et demandez vengeance de l'action monstrueuse qui vient d'être commise. Eh bien, vous ne trouverez point une seule voix qui prononce la peine la plus légère contre le monstre affreux que vous poursuivez, si vous admettez pour un moment la réalité de l'une seulement de ces deux suppositions : 1° que la nature humaine vient de perdre toute aptitude au mal; 2° que tous les hommes sont désormais invulnérables dans leur personne, comme dans leurs propriétés. Pourquoi? Parce que le monstre ne serait plus susceptible de commettre un nouveau crime; parce que les peines qui pourraient lui être infligées ne seraient d'aucune utilité, quant à ce qui a trait à l'exemple, pour des hommes devenus à la fois impeccables et invulnérables sous tous les rapports.

Tel a donc été le but principal, nous devons même dire le but unique du législateur dans la détermination des peines, surtout des châtimens exemplaires, de la peine de mort encore plus particulièrement (car c'est surtout de cette dernière espèce de peine que nous nous occupons ici) : *Contenir dans le devoir, par la vue de châtimens plus ou moins terribles, exercés sur les coupables, les personnes qui se sentiraient quelque impulsion à s'en écarter.*

Si cependant les actes les plus horribles ne sont commis qu'en vertu de certaines impulsions aveugles, de quel pouvoir seront les exécutions même les plus terribles pour les prévenir? D'aucune, le plus souvent, assurément. « Imposez pour un moment silence » à la conscience et à la nature, dit M. Lucas; » faites apparaître l'image seule de la mort à » l'homme enclin au crime, telle qu'elle s'of- » fre à l'honnête artisan, et dites-nous dans » quel abîme de forfaits va tomber le monde, » quand il n'y aura plus, pour arrêter sa chute,

» qu'une hache suspendue sur les bords. »
— « Chaque nation, chaque caste, chaque
» profesion, chaque individu, disait le rap-
» porteur du comité de législation à la tri-
» bune de l'Assemblée constituante, est sus-
» ceptible du mépris de la mort : chez les
» Indiens, la puissance de l'opinion ; chez les
» Musulmans, la religion ; chez les Anglais,
» un calcul tranquille ; chez d'autres peu-
» ples, un principe de faux honneur, font
» braver une mort constante, ou font affron-
» ter les dangers d'une mort possible. »

Donc, outre que la peine de mort ou autres châtimens terribles sont injustes, en ce qu'ils ne peuvent souvent s'exercer que sur de malheureux aliénés, ils sont encore infructueux pour l'exemple. « Celui qui a com-
» mis un crime, dit Fodéré, a perdu dans cet
» instant sa raison. » — « La peine de mort,
» dit Me Lucas. crée l'infâme profession de
» bourreau, et prépare aux magistrats des
» remords. »

Vous admettez, me dira-t-on, que les

maladies mentales sont toutes susceptibles, sinon de guérison, au moins d'amélioration. Dès-lors, ne devez-vous pas admetttre aussi que, parmi les moyens propres à exciter dans l'économie ces impressions et ces révolutions puissantes, que l'on sait opérer quelquefois des guérisons subites et solides, il n'en est pas de plus capable de produire cet effet, que l'exécution d'un coupable à la vue d'une immense population.

Les affections mentales sont susceptibles de guérison ou d'amélioration : rien de plus vrai, et c'est même sur ce fait d'observation que nous baserons l'utilité réelle des établissemens que nous réclamons en faveur de la classe des insensés qui nous occupe ici.

Les impressions vives, les révolutions fortes qui en résultent, sont susceptibles d'imprimer à l'économie entière, des mutations salutaires capables d'opérer une guérison soudaine : c'est encore vrai en thèse générale.

La vue d'une exécution sanglante est susceptible de produire de ces révolutions puissantes d'où nous voyons quelquefois résulter une guérison heureuse. Dès-lors utilité des châtimens exemplaires et publics. Je n'admets point cette dernière proposition, et soutiendrai, au contraire, que sur une guérison opérée par une exécution pu-pblique, l'on créera chez les spectateurs au moins deux ou trois maladies analogues à celle qui a provoqué cette exécution, et qu'on en empirera plus de dix.

Mais la plupart des dernières propositions que nous venons d'exposer ne peuvent se développer que dans une série de questions sur la nature intime de l'homme, et, si elles paraissent au premier aspect, contenir quelque hérésie en matière de morale, nous prions le lecteur de vouloir bien attendre que nous ayons complétement développé notre doctrine, avant de prononcer qu'il en est ainsi.

CHAPITRE XVII.

ÉCHELLE NATURELLE DES DIFFÉRENS DEGRÉS DE DÉPRAVATION MORALE. — MALADIES MENTALES D'UN ORDRE PARTICULIER, ET NON CONSIDÉRÉES COMME TELLES PAR LE VULGAIRE. — POSSIBILITÉ DE CORRIGER UN NATUREL VICIEUX.

« La force et la faiblesse de notre esprit » sont mal nommées; elles ne sont, en » effet, que la bonne ou mauvaise disposition des organes du corps. »

LAROCHEFOUCAULD.

« Quel que soit votre caractère, il est » voisin d'un certain nombre de bonnes et » de mauvaises qualités. Si la nature a pu » vous incliner aux mauvaises, ce qui est » du moins très-douteux, ne vous découragez point, et opposez à ce penchant » la contention de l'habitude. Socrate n'était » pas né sage, et son naturel, en se redressant, ne s'était pas estropié. »

Disc. sur l'égalité des conditions.

Nous pouvons ranger en cinq classes principales les personnes susceptibles de se livrer aux actes réprouvés par la saine morale : 1° celles chez lesquelles l'impulsion au mal est telle que nulle puissance morale, nul châtiment, ne sauraient les en détourner; 2° celles chez lesquelles l'impulsion n'est pas aveugle, mais violente, impérieuse ; 3° celles qui l'offrent d'une manière puissante, mais non impérieuse; 4° celles chez lesquelles il n'y a qu'un entraînement facile à réprimer ; 5° celles qui n'éprouvent pas une sorte d'horreur involontaire à la vue de l'une de ces actions immorales qui révoltent naturellement tout être bien organisé.

Chez les premières, il y a abolition complète de la raison, absence de toute volonté naturelle, et incurabilité, du moins pendant tout le temps que durent les affections organiques d'où dépend leur état déplorable. Celles-ci sont évidemment des aliénées, et reconnues comme telles par tous les hommes

Aussi nul tribunal, depuis que l'on sait qu'il y a des fous, n'a-t-il jamais infligé aucune peine contre de tels sujets, à quelque excès qu'ils se soient portés. Ce sont, en un mot, les personnes que l'on envoie philanthropiquement dans les hospices destinés au soulagement des infirmités humaines.

Du second au premier degré, c'est-à-dire d'une pente violente à une impulsion aveugle aux actes immoraux, il n'y a qu'un pas, et chacun sent facilement qu'il est une foule de circonstances fâcheuses capables de déterminer cet accident ; par exemple, une faim dévorante, une soif ardente, une résistance opiniâtre, des blessures plus ou moins fortes, l'invasion d'une maladie quelconque, un mouvement subit de jalousie, des menaces, une marque de mépris, une injure, la vue du sang, un exemple dangereux, etc., etc. Dès l'instant où les personnes qui figurent dans la seconde classe sont entrées dans la première, elles ne constituent plus que de malheureux aliénés, incapables de bien comme de mal, et ne pouvant, conséquemment, blesser sciemment aucune des lois de la morale.

En poursuivant ce raisonnement bien naturel, l'on jugera sans peine que ces circonstances fâcheuses, que nous venons de considérer comme éminemment susceptibles de faire passer du second au premier état de maladie, ne pourront manquer de faire également passer, avec une extrême facilité, du troisième au second, du quatrième au troisième, et du cinquième au quatrième degré de dépravation morale.

« Le cœur humain, dit le Tasse, flotte dans
» le tourbillon de ses désirs et de ses affec-
» tions, comme un vaisseau battu de la tem-
» pête; jusque-là qu'on voit dans le même
» personnage la bassesse d'âme succéder à la
» magnanimité, la cruauté faire place à la
» compassion, et celle-ci céder à son tour à
» la rigueur. Dans certaines occasions, le
» vieillard agit en jeune homme, et le jeune
» homme en vieillard. L'homme juste ne ré-
» siste pas toujours à la puissance de l'or, et
» l'ambition porte quelquefois le tyran à un
» acte de justice. »

Lorsque sur cette mer on vogue à pleines voiles,
Qu'on croit avoir pour soi les vents et les étoiles,
Il est bien malaisé de régler ses désirs :
Le plus sage s'endort sur la foi des zéphirs.

LAFONTAINE.

A moins d'une altération organique subite et plus ou moins profonde, l'homme ne peut guère passer que d'une manière graduelle, et pour ainsi dire insensible, à cette dépravation morale que nous avons vue caractériser les personnes qui figurent dans notre première classe. L'on sent même que notre échelle des différentes perversions morales pourrait se composer d'un bien plus grand nombre d'échelons, lesquels pourraient se rapprocher au point de cesser d'être distincts.

Si les différens états fâcheux que nous venons de voir présider à la violation des règles éternelles de la morale, sont susceptibles de s'aggraver, de revêtir des formes plus funestes sous certaines circonstances, il s'ensuit qu'elles le sont également de s'adoucir, de se montrer moins acerbes, moins dangereuses, et même de guérir radicalement, sous des circonstances contraires. Voyons actuellement quelles peuvent être ces différentes circonstances.

Les moyens propres à combattre les dépravations morales peuvent, comme pour les autres maladies, se distinguer en prophylactiques, en curatifs et en consécutifs, c'est-à-dire en ceux propres à les prévenir, à les guérir et à en éviter le retour. L'on pense bien qu'il serait impossible, dans un ouvrage aussi minime que celui-ci, d'entrer dans tous les détails que comporte une si vaste question, et nous nous contenterons d'exposer les principes généraux sur lesquels doit reposer le triple traitement de ces sortes d'affections.

CHAPITRE XVIII.

PERNICIEUSE INFLUENCE DU DESPOTISME ET DE SES SUPPOTS SUR L'AISANCE ET LES MŒURS DES NATIONS. — FÉODALITÉ. — ANCIEN RÉGIME.

« Voulez-vous prévenir les crimes? créez » un grand intérêt à être bon et sage ; n'en » laissez aucun à aimer le vice et à lui cé- » der; donnez moins d'avantage à l'avidité, » et, pour cela, que les revenus d'un seul » homme n'absorbent pas la subsistance de » deux mille citoyens. »

PASTORET.

« Le roi de France ne venge pas les que- » relles du duc d'Orléans : je pardonne.... » Un bon pasteur ne saurait trop engraisser » son troupeau...... Qu'on suive toujours la » loi, malgré les ordres contraires que l'in- » portunité pourrait arracher du monar- » que.... J'aime mieux voir mes courtisans » rire de mon avarice, que de voir mon peu- » ple pleurer de mes dépenses......La plu- » part des gentils-hommes de mon royaume

» sont, comme Actéon et Dioméde, mangés
» par leurs chevaux et par leurs chiens. »
LOUIS XII.

« La loi, c'est moi. . . . . »
LOUIS XIV.

La paresse, l'envie, l'avarice et l'ambition, me paraissent devoir être considérées comme les premiers fléaux par lesquels le désordre pénétra dans le sein de la société : ces vices et ces passions basses, en effet, ne peuvent subsister qu'au détriment des propriétés d'autrui et de la tranquillité publique.

Les armes de ces monstres hideux sont naturellement la superstition, l'ignorance et la violence physique. Par la superstition et l'ignorance, ces deux compagnes inséparables, l'envieux, l'ambitieux, etc., fascinent les yeux de la multitude, s'offrent à elle comme les ministres de la Divinité, se font faire, en cette qualité, des offrandes plus ou moins directement forcées, tandis que, par la force, ils réduisent au silence les hommes éclairés qui pourraient faire ouvrir les yeux à leurs concitoyens, et font respecter comme leurs propriétés réelles, les biens qu'ils savent extorquer au travail et à l'industrie.

Ces vices hideux, ces passions basses, aidés par la ruse et l'audace, sont aussi les seuls fléaux qui vinrent imposer aux peuples le joug de la tyrannie et du despotisme. Se soumettre des nations, les asservir à ses volontés et à ses caprices, jouir mollement du fruit de leurs travaux, furent nécessairement des avantages qui durent offrir infiniment de charmes à cette première sorte de dépravation morale.

Le rusé, l'imposteur, l'amant du despotisme, ayant réussi dans leurs vues criminelles, ne peuvent manquer d'exciter l'envie d'un certain nombre de personnes organisées à peu près comme eux : de là des efforts pour les supplanter, des combats, des guerres, des assassinats, des empoisonnemens, etc.

D'autres hommes pervers, dominés également par l'ambition, mais ne pouvant réunir assez de force, de courage, de moyens, etc., pour essayer de supplanter ces monstres, vinrent courber servilement la tête sous leur sceptre, et les défendre de leurs bras, à l'effet de faire découler vers eux une portion des avantages et des biens que ceux-ci avaient su se procurer par l'artifice et la force. Voilà des courtisans, voilà des favoris ! Le vil intérêt, comme l'on voit, a engendré ce patronage et cette espèce de cour. Considérés par nos imposteurs et *nos soldats heureux*, comme leurs principaux soutiens, ceux-ci doivent les enrichir, leur accorder des prérogatives, en faire de grands seigneurs, qui puissent eux-mêmes se créer autant de petites cours qu'ils rattachent à celles de leurs patrons, en même temps qu'elles servent de marche-pied à leur ambition personnelle.

Le mépris de l'égalité de tous les hommes sera porté plus loin encore : l'on improvisera des prophètes, des envoyés du ciel, des représentans de la divinité, des noblesses héréditaires créées dans le temple céleste, etc., auxquels, en échange des services rendus aux premiers tyrans, devra être accordé un respect sans bornes, sous peine des châtimens les plus terribles ; et voilà l'esclavage établi par la force brutale, au nom de la divinité ; voilà aussi la féodalité, des despotes du second ordre.

A la suite de ces satellites du pouvoir va se traîner un certain nombre de petits ambitieux, conduits par l'espérance de faire réfléchir vers eux une partie de la fausse gloire de ces grands seigneurs, de se donner de la prépondérance dans la société, d'en imposer au reste des hommes, d'acquérir aussi certains droits sur eux ; et voilà des despotes du troisième ordre.

Des ambitieux de la nature de ceux que nous considérons ici ne sauraient se contenter des jouissances ordinaires au commun des hommes ; leur nature supérieure réclame d'autres besoins : il faut à de tels hommes des repas somptueux, des voitures élégantes, de nombreux coursiers, des habits dorés, des hôtels magnifiques, des palais imposans, des jardins fastueux, des officiers richement parés, de brillantes concubines, etc., etc. Or, notons que cette cohorte d'aristocrates croirait déroger à sa dignité en se livrant au travail, à l'industrie, aux arts, au commerce; qu'elle ne rapporte conséquemment rien à l'état, et qu'elle ne peut, au contraire, qu'engloutir avec avidité les fruits des sueurs pénibles du peuple.

Que devient une nation placée sous le joug d'une telle aristocratie? Les uns se laissent saisir du vertige de l'ambition, et éblouir par le faste dont on leur donne le scandaleux exemple; mais, ne pouvant satisfaire leurs prétentions qu'en s'écartant des lois de la saine morale, se dégradent au point d'aller servir les oppresseurs de la patrie en qualité de soldats. D'autres, succombant sous le poids de la misère et de la souffrance, croient ne pouvoir trouver de salut que dans la profession du brigandage. Le reste, c'est-à-dire le peuple, qui est ce que l'on appelle indignement les *serfs*, les *esclaves*, la *canaille*, se livre aux travaux les plus excessifs et les plus incompatibles avec la nature humaine, pour subvenir aux besoins du reste du pays.

Ainsi, sur les cinq principales fractions dont se compose un peuple soumis au joug du despotisme et de la féodalité, il y en a quatre qui ne peuvent être composées que d'âmes perverses vivant aux dépens de la cinquième, qui est la classe industrielle. Cette dernière est celle que l'on s'efforce le plus à plonger dans les ténèbres de l'ignorance; et, si quelque âme noble et généreuse ose élever la voix pour défendre les intérêts de l'humanité ainsi que de la religion, la profondeur des cachots, ou autres genres de supplices, sont là pour l'étouffer.

En résumé, paresse, envie, ambition, despotisme, ignorance, superstition, esclavage, misère, corruption des mœurs, vols, assassinats, emprisonnemens, cachots, bagnes, échafauds, sont autant de fléaux qui s'engendrent les uns les autres, et qui finissent par devenir inséparables.

Au contraire, activité, travail, industrie, commerce, désintéressement, lumières, religion éclairée, aisance générale, probité, honneur, vertu, félicité publique; tels sont les heureux fruits de la liberté légale.

Différens cabinets de l'Europe rêvent, dit-on, le projet de nous ramener à cet *ancien régime*, dont nous venons de tracer une esquisse imparfaite; mais ce ne peut être maintenant qu'une utopie, qui tournera infailliblement à la honte des insensés qui ont osé la concevoir, et concourra même à l'entier affranchissement des nations : les peuples ne peuvent plus maintenant rétrograder; ils chériront et défendront d'autant plus leurs libertés qu'on se livrera à de plus grands efforts pour les leur ravir.

« Si la liberté avait pu périr en France, » dit M. de Châteaubriant, elle eût été ensevelie dans l'anarchie démocratique ou » dans le despotisme militaire; mais le temps

» ne se laisse enchaîner ni aux échafauds des » révolutionnaires, ni au char des triomphateurs ; il brise les uns et les autres. »

Nous venons d'exposer les causes premières des affections mentales, des dispositions morales monstrueuses et des désordres sur lesquels les nations n'ont que trop souvent à gémir. Connaître la source d'un mal, c'est aussi en connaître les moyens préservatifs. Ainsi, encourager l'industrie, les arts et les sciences ; voter des encouragemens à toutes les découvertes d'une utilité publique; percer des canaux et établir de nombreuses et faciles voies de communication entre les différens points du pays; agrandir le commerce extérieur; diminuer autant que possible l'importation, et augmenter au contraire, l'exportation; proclamer solennement l'égalité de tous les hommes; n'accorder un rang et de la considération qu'à la vertu, l'honneur, le talent et le dévoûment patriotique; ne voter aux gouvernemens que les fonds indispensables à l'exécution des lois ; voter largement des encouragemens non-seulement à toutes les productions utiles au pays, mais encore aux actes édifians de vertu et de probité, ainsi que des secours suffisans aux malades et à la misère ; ne confier la distribution de ces derniers fonds qu'aux hommes dont la probité est connue des peuples entiers ; répandre avec profusion les salutaires lumières de la philosophie, de la morale et de la religion ; que la liberté ait ses apôtres, comme la morale et la religion ; interdire tout luxe à ceux-ci, leur qualité essentielle devant être de prêcher par l'exemple : législateurs, peuples, voilà les seuls prophylactiques qui vous soient offerts pour établir le règne de la vertu et du bonheur dans le cœur de tous les hommes!

L'illustre Fénélon s'exprime en ces termes sur le même sujet : « Il faut qu'un peuple ait » des lois écrites toujours constantes, et con- » sacrées par toute la nation ; qu'elles soient » au-dessus de tout ; que ceux qui gouver- » nent n'aient d'autorité que par elles ; qu'ils » puissent tout pour le bien, suivant les

» lois ; qu'ils ne puissent rien contre ces lois » pour autoriser le mal. »

« L'amour du peuple, le bien public, l'in- » térêt général de la société, est la loi uni- » verselle et immmeuble des souverains. Cette » loi est fondée sur la nature même, et celui » qui gouverne doit être le plus obéissant à » cette loi primitive. Dieu ne veut pas que » tant d'hommes servent par leur misère à » flatter l'orguei d'un seul. »

« Le despotisme tyrannique des souverains est un attentat sur les droits de la fraternité humaine ; c'est renverser la grande et sage loi de la nature, loi dont ils ne doivent être que les conservateurs.... Le pouvoir sans bornes est une frénésie qui ruine leur propre autorité. »

« L'amour de l'ordre est la source de toutes les vertus politiques, aussi bien que de toutes les vertus divines. »

« Le bien des peuples ne doit être employé qu'à la vraie utilité des peuples mêmes. »

« Vous savez qu'autrefois le roi ne prenait jamais rien sur le peuple par sa seule autorité : c'était le *parlement*, c'est-à-dire, l'assemblée de la nation qui lui accordait les fonds nécessaires pour les besoins extraordinaires de l'état : hors de ce cas, il vivait de son domaine. Qu'est-ce qui a changé cet ordre, sinon l'autorité absolue que les rois ont prise. »

« N'avez-vous point mis sur les peuples de nouvelles charges pour soutenir vos dépenses superflues, le luxe de votre table, de vos équipages et de vos meubles, l'embellissement de vos jardins et de vos maisons, les grâces excessives prodiguées à vos favorites? »

« Sur toute chose, ne forcez jamais vos sujets à changer de religion : nulle puissance humaine ne peut forcer le retranchement impénétrable de la liberté du cœur. La force ne peut jamais persuader les hommes ; elle ne fait que des hypocrites. »

« Quand les rois se mêlent de religion, au lieu de la protéger, ils la mettent en servitude. Accordez à tous la tolérance civile, non en approuvant tout comme indifférent, mais en souffrant avec patience tout ce que Dieu souffre, et en tâchant de ramener les hommes par une douce persuasion. »

CHAPITRE XIX.

PREUVES QUE LES EXÉCUTIONS SANGLANTES ET AUTRES CHATIMENS PUBLICS NE SONT PROPRES QU'A CORROMPRE LES MŒURS.

« Il serait à désirer que le gouvernement,
» au lieu d'augmenter le nombre des sup-
» plices, au lieu de blesser les sympathies
» du cœur jusqu'à déterminer de violentes
» convulsions qui les étouffent, au lieu
» d'envoyer à mort les coupables comme
» inutiles à la société avant de s'en être as-
» suré, au lieu de transformer la correc-
» tion en vengance, il serait à désirer, dis-
» je, qu'il mît auparavant en œuvre tous
» les moyens de répression qui sont en son
» pouvoir, et qu'il fît des lois protectrices du
» peuple, et non des lois tyranniques, »

OLIVIER GOLDSMITH.

« Vous menacez de mort les grands cri-
» minels ; mais les grands crimes ne sont
» pas commis par des êtres ordinaires. L'a-
» trocité en est le principe ; mais l'atrocité
» tient à la force dont elle est l'abus. Les

» grands criminels ont presque toujours de
» commun avec les plus vertueux des hom-
» mes, les héros mêmes, *le mépris de la*
« *mort.* »

SAINT-FARGEAU.

« Tout prouve cette grande vérité : qu'*une*
» *loi rigoureuse* produit quelquefois les
» crimes. VOLTAIRE.

La répétition fréquente d'une même sensation, quelque forte qu'on la supporte, tend nécessairement la rendre de moins en moins sensible, et même entièrement nulle : tels sont les effets nécessaires de l'habitude. C'est ainsi que les poudres les plus sternutatoires, tous les genres d'excitans, les poisons même les plus actifs cessent enfin de manifester leurs propriétés naturelles chez quiconque a su s'habituer insensiblement à leur action.

Cette vérité est applicable au moral comme au physique, c'est-à-dire, que les circonstances susceptibles d'impressionner les sens, les nerfs, le cerveau, l'âme, perdent considérablement de leurs propriétés agissantes, et peuvent même cesser de produire aucune sensation, lorsque l'économie en a long-temps ressenti les effets. Voyez ce médecin pratiquer du plus grand sang-froid les opérations les plus douloureuses et les plus sanglantes, promener impassiblement l'instrument tranchant et le feu à travers les parties vivantes, n'accueillir qu'avec la dernière i sensibilité les cris déchirans du malheureux patient cramponné sous son impitoyable main : eh bien! telle était la sensibilité naturelle de cet infléxible opérateur, que la première fois que s'offrit à ses yeux une blessure tant soit peu considérable, il n'en put supporter le spectacle et tomba en évanouissement. Quelle n'est donc pas la puissance de l'habitude pour pouvoir faire ainsi passer le plus humain, le plus sensible, le plus tendre des hommes, peut-être, à un si haut degré de cruauté apparente!

Pour tout être bien organisé, la vue de la souffrance d'un membre quelconque de la grande famille, des actes immoraux, le désordre, est d'abord un spectacle pénible, déchirant, difficile et souvent même impossible à supporter. Présentez une seconde fois le même spectacle à ses yeux, ils en seront encore blessés, l'âme en souffrira, mais déjà la douleur sera moins vive. Qu'il ait lieu une troisième fois; il ne faudra presque plus combattre pour le soutenir. A la quatriéme, l'effet sera si peu sensible, qu'à peine s'en apercevra-t-on. A la cinquième, il y aura insensibilité.

Or, comme nous l'avons déjà dit précédemment, de l'insensibilité en matière de morale à la violation de ses règles, il n'y a qu'un pas. Voilà donc un homme naturellement sensible, bon, juste, généreux, transformé par l'habitude, en un être inhumain, immoral, barbare. Le feu des actes atroces couve dans les veines de son économie : il ne faut plus qu'un choc accidentel pour en faire briller l'étincelle.

Tels sont les effets nécessaires, sur nos sens, nos nerfs, notre encéphale et notre âme, des impressions et des actes agissant fréquemment sur notre être, quelque violens, quelque monstrueux, quelque atroces qu'on les suppose. C'est une loi immuable de l'organisme humain.

Que conclure de ces verités? Que les mœurs d'une nation seront d'autant plus corrompues qu'on lui offrira un plus grand nombre d'exemples d'actes immoraux, cruels, sanguinaires, n'importe pour quelle cause. Que les hommes, par exemple, dont je vois tomber la tête sous la hache de la guillotine, aient été conduits au supplice pour un crime atroce, ou pour le plus noble dévoûment à à la patrie, il n'en est pas moins incontestable qu'un tel spectacle, fréquemment offert à mes yeux, ne pourra manquer d'anéantir ma sensibilité naturelle, et de me placer ainsi sur le premier degré de l'échelle de la perversion.

Ainsi, dans les grandes révolutions opérées par la force armée, le peuple, ou une fraction de la nation, croit d'abord qu'il est indispensable d'immoler quelques victimes au maintien et à la consolidation du nouvel état de choses. Des supplices sont ordonnés, des exécutions exemplaires ont lieu publiquement, et presque tous sont d'abord frappés d'une horreur invincible à la vue des jets de sang qui s'échappent du corps de leurs frères.

Cependant, le salut de l'État, ou le triomphe du parti, semble exiger que l'on poursuive le cours de ces sanglantes exécutions; les mêmes actes d'atrocité se poursuivent, et l'on devine sans peine l'insensibilité plus ou moins complète et plus ou moins générale qui doit nécessairement en résulter.

Dès l'instant où ces spectacles hideux ont cessé d'inspirer de l'horreur, la sensibilité morale est évidemment pervertie, abolie : l'on voit couler le sang avec la plus grande indifférence, et il se trouve bientôt des monstres qui ne le voient couler qu'avec une sorte de plaisir indicible.

Dans cet état de perversion morale, les défenseurs des droits de l'humanité deviennent de plus en plus rares, de nombreux sicaires se présentent, la soif du sang semble inextinguible, la mort promène sa faux tranchante dans tous les rangs, tout ce qui offre quelque résistance tombe sous ses coups, et bientôt la fureur du carnage est portée à un tel point, est tellement aveugle, que les parens, les amis, les personnes mêmes les plus attachées à l'ordre des choses pour le maintien duquel ont commencé les exécutions, viennent indistinctement payer leur tribut au tribunal sanguinaire, et deviennent ainsi victimes de l'esprit de vertige qui semble s'être saisi du peuple entier. C'est ainsi que les fauteurs de révolutions reçoivent souvent le coup de la mort des mains mêmes de leurs partisans, pour peu qu'ils essaient de s'appuyer sur la puissance de ce monstre. C'est ainsi que les tyrans et les despotes dressent eux-mêmes les marches qui doivent porter leurs pas à l'échafaud, toutes les fois qu'ils n'ont à lutter contre les peuples qu'ils oppriment, que par les armes de l'emprisonnement, des châtimens cruels, des exécutions sanglantes.

« Le sentiment de terreur et de pitié qu'on » éprouve en voyant couler le sang, dit l'un » des physiologistes les plus distingués de » l'Europe, M. Magendie, n'est point la suite » d'un raisonnement, comme Bichat le sup- » pose. La vue d'un être souffrant perdant » son sang par une large blessure, émeut tout » homme qui n'est pas familiarisé avec ce » spectacle. L'horreur du sang est un véritable » sentiment instinctif nécessaire à la conser- » vation de l'espèce, comme d'autres le sont » à la conservation de l'individu. C'est un » sentiment que l'homme ne surmonte que » sous l'influence des passions les plus vio- » lentes, à moins qu'il ne l'ait d'avance » émoussé par l'habitude; un sentiment qui, » indépendamment de toute idée de morale, » lui fait respecter la vie de son semblable par » la répugnance irraisonnée qu'il éprouve à » la détruire.

« La connaissance de cette vérité physio- » logique est plus importante qu'on ne pour- » rait d'abord le supposer. La grande masse

» des hommes se conduit d'après des senti-
» mens plutôt que d'après des principes. Il
» est peu d'individus dans les classes in-
» férieures qui aient vu le juste et l'injuste
» ailleurs que dans ce que la loi permet ou
» dans ce qu'elle défend. Qu'un bouleverse-
» ment subit vienne à leur enlever ce fil qui
» dirigeait leur marche, ils n'auront plus
» d'autres guides que leurs penchans. Or, si
» la vue du sang ne les effraie plus, s'ils ont
» été accoutumés à le voir répandre, si ce
» sentiment irréfléchi qui les en éloignait a
» été détruit par l'habitude; qui les arrêtera
» quand ils croiront avoir intérêt à verser le
» sang d'un homme?

« Ce ne sont point ici devaines spécula-
» tions: l'expérience des différens siècles a
» fait voir la vérité de ce que nous annonçons;
» et dans les temps les plus voisins de nous,
» on a vu parmi les plus féroces assassins un
» grand nombre d'hommes habitués, par état,
» à verser le sang des animaux. Par une autre
» conséquence du même principe, à mesure

» que les meurtres juridiques se furent multipliés davantage, la populace en devint plus avide. Ainsi donc, indépendamment de toute autre considération, le spectacle des exécutions sanglantes est plus nuisible pour le peuple, en l'accoutumant à voir couler le sang, qu'il n'est utile en le frappant de la crainte d'un semblable châtiment, « M.

Telle est aussi la nature humaine que la cessation plus ou moins longue des sensations auxquelles on s'était habitué, finit par redonner la faculté d'en ressentir les effets naturels, lorsqu'elles viennent à se représenter. Ainsi, ces poudres sternutatoires, ces stimulans, ces spiritueux, ces poisons, etc., ne produisaient plus qu'une impression indifférente sur mon être, par la raison que nous venons d'exposer. Maintenant que j'en ai suspendu l'usage pendant un certain temps, je redeviens apte à ressentir tous les effets qu'ils avaient primitivement produits sur moi. Un temps plus ou moins considérable après que les révolutions sanglantes ont mis fin à leurs excès, l'on est tout étonné de voir renaître dans le cœur de tous l'horreur du meurtre et tous les autres sentimens naturels à l'homme. Demandez, par exemple, à nos plus affreux sicaires de la révolution, s'ils se sentent encore quelque disposition à commettre les mêmes attentats : tous vous répondront par la négative, et leur réponse sera sincère. Renouvelez les mêmes scènes de carnage, faites construire de vastes *prisons politiques*, dressez des échafauds, égorgez de nombreuses victimes sur les places publiques, n'importe pour quelle cause, pour quel motif, et bientôt ces sujets, depuis longtemps si paisibles, mais redevenus féroces par la vue continuelle du sang, seront autant de bêtes farouches qui porteront la mort avec délice dans le sein même de leurs meilleurs amis. — Ces vérités physiologiques sont parfaitement démontrées par les faits historiques.

Les circonstances susceptibles d'impressionner l'économie, agissent avec d'autant plus d'intensité qu'elles affectent nos sens d'une manière plus immédiate et plus prochaine. Cependant, pour l'esprit humain, il est d'autres sources d'impressions capables de produire des effets quelquefois non moins puissans que ceux résultant d'une action immédiate et présente, par exemple, le souvenir, l'attente, l'imagination. C'est ainsi que des actes, des maux, etc., passés, futurs ou imaginaires, sont susceptibles, lorsque l'âme s'en pénètre profondément, de faire ressentir à celle-ci des sensations et des douleurs non moins intenses que s'ils avaient en effet lieu actuellement. Donc, toutes les circonstances capables de rendre souvent présens à l'imagination des actes immoraux, devront être considérées comme autant de causes de dépravation, ne pouvant manquer de faire naître à la longue cette indifférence en matière de morale, que nous avons vue constituer une puissante imminence à la violation de ses règles.

Appliquant ces données générales à la morale, personne, je crois, à moins qu'il ne lui plaise de se refuser à l'évidence des vérités physiologiques éternelles que je viens d'exposer, personne, dis-je, ne pourra se défendre de placer avec moi, au nombre des causes de la dépravation du cœur humain, les circonstances suivantes :

1° La lecture fréquente des ouvrages où sont relatées des actions immorales, barbares, féroces.

2°. L'habitude d'assister à la représentation des pièces de théâtre roulant sur de semblables monstruosités.

3°. Les guerres civiles, et toutes autres guerres non impérieusement commandées par des attaques plus ou moins directes, la nécessité de défendre ses biens et sa personne, ainsi que les intérêts et l'honneur de la patrie.

« Quand vous aurez employé votre peuple » à piller les étrangers, est-il étrange que la » paix, mettant un terme à ce brigandage,

» ils continuent chez eux le même métier, et » se volent les uns les autres? »

4° Des traitemens injustes exercés publiquement contre des animaux. Quiconque maltraite ou tue impitoyablement un animal quelconque sans nécessité, ne peut être qu'une âme dure et féroce, éminemment dangereuse pour la société.

« Pour moy, dit le naïf Montaigne, mais » le plus grand, l'unique philosophe de son » siècle, je n'ai pas sçeu voir seulement sans » déplaisir poursuivre et tuer une beste in- » nocente, qui est sans défense, et de qui » nous ne recevons aucune offense. Et » comme il advient communément que le » cerf se sentant hors d'haleine et de force, » n'ayant plus autre remède, se rejette et » rend à nous-mêmes qui le poursuivons, » nous demandant mercy par ses larmes,

Quæstuque cruentus
Atque imploranti similis.

» Ce m'a toujours semblé un spectacle
» très-déplaisant. Je ne prens guère beste en
» vie, à qui je ne redonne les champs. Pythagoras les achetait des pêcheurs et des
» oiseleurs pour en faire autant.

Primoque à cœde ferarum
Incaluisse puto maculatum sanguine ferrum.

» Les naturels sanguinaires à l'endroit des
» bestes, tesmoignent une propension naturelle à la cruauté. Après qu'on se fut apprivoisé à Rome aux spectacles des meurtres des animaux, on vint aux hommes et
» aux gladiateurs. Nature a (ce crains-je) elle-mesme attaché à l'homme, quelque instinct
» à l'inhumanité. Nul ne prend son esbat à voir
» des bestes s'entre jouer et caresser, et nul
» ne faut de le prendre à les voir s'entredeschirer et desmembrer. Et afin qu'on ne se
» moque de cette sympathie que j'ay avec
» elles, la théologie même nous ordonne
» quelque faveur en leur endroit. Et consi-

» dérant qu'un mesme maistre nous a logez
» en ce palais pour son service, et qu'elles
» sont, comme nous, de sa famille, elle a
» raison de nous enjoindre quelque respect
» et affection envers elles. »

5° Tout combat singulier, surtout entre les citoyens.

6° La divulgation de tout acte immoral par la voie de la presse ou par toute autre voie, à moins qu'elle ne soit nécessitée par le besoin d'avertir les citoyens de se mettre en garde contre les dangers dont ils peuvent se trouver ménacés.

7° Toutes peines, tous châtimens barbares infligés publiquement, notamment l'exposition, le carcan, la marque, la guillotine.

Il devient inutile d'observer que c'est surtout à l'enfance, cette cire molle susceptible de toutes les impressions, qu'il faut éviter de donner ces hideux spectacles si propres à endurcir le cœur, après l'avoir révolté, et à la fréquence desquels les complexions même les plus robustes ne sauraient résister.

Tout le monde étant d'accord sur les six premiers chefs, nous ne nous arrêterons que sur le dernier, et particulièrement sur la peine de mort.

CHAPITRE XX.

NON SEULEMENT LA PEINE DE MORT ET AUTRES CHATIMENS BARBARES SONT INSUFFISANS POUR PRÉVENIR LES DÉLITS ET LES CRIMES, MAIS ENCORE ILS SONT INJUSTES, TYRANNIQUES, BARBARES. — SYSTÈME PÉNITENTIAIRE DE M. LUCAS, OU MOYENS VÉRITABLES DE PRÉVENIR LES ACTES IMMORAUX, ET DE FAIRE DE BONS CITOYENS DES PLUS GRANDS COUPABLES. — DÉLITS POLITIQUES.

« Les supplices recherchés, dans lesquels on voit que l'esprit humain s'est étudié à rendre la mort affreuse, semblent plutôt inventés par la tyrannie que par la justice. »

VOLTAIRE.

« Pourquoi se fait-il qu'il n'y ait presque personne d'éxécuté que les pauvres ? Cela prouve que leur condition est misérable... Les millions que l'on prodigue inutilement pour les gouvernemens sont plus que suffisans pour réformer ces maux. »

THOMAS PENN.

« Il serait bien à souhaiter que le pouvoir législatif dirigeât les lois plutôt vers la réforme que vers le châtiment...... A la place de nos prisons, qui reçoivent ou

» qui rendent les hommes criminels, qui
» renferment des malheureux qui ne pé-
» chèrent qu'une fois, et qui, lorsque ceux-
» ci n'y périssent point, les rendent à la
» société dans un état de perversion à com-
» mettre des milliers de crimes, je voudrais
» qu'il y eût ici, comme dans d'autres pays
» de l'Europe, des maisons de pénitence et
» de solitude où les accusés fussent visités
» par des hommes capables de leur ins-
» pirer le repentir, s'ils sont criminels, ou
» de les affermir dans le chemin de la vertu,
» s'ils sont innocens. C'est par de telles
» voies, et non par la multiplicité des sup-
» plices, que l'on peut espérer de réformer
» un état. » OLIVIER GOLDSMITH.

« Si le danger de la forme sociale atta-
» quée n'est pas réel, on commet une
» impiété inutile en la protégeant par des
» supplices; si la forme sociale attaquée
» court un danger réel, ce ne peut être que
» parce qu'elle est jugée mauvaise par les
» citoyens, ce qui conduirait à tuer l'agres-
» seur, précisément dans le cas où son
» agression est légitime. »

M. CH. LUCAS.

BIEN pénétrés des suites fâcheuses que la vue plus ou moins fréquente de toute effusion de sang ou de tout autre châtiment cruel doit nécessairement produire dans le cœur du peuple, il nous sera bien naturel de conclure que la peine de mort doit être considérée comme l'une des plus puissantes causes de la dépravation des mœurs. Aussi, un grand nombre de jurisconsultes, parmi ceux qui se recommandent le plus à l'estime publique par leurs talens, leurs lumières et leur philanthropie, ont-ils fait entendre leur voix éloquente en faveur de l'abolition de ces châtimens barbares.

Parmi les jurisconsultes modernes qui ont traité cette importante matière, il n'en est point qui l'ait fait d'une manière plus profonde et plus lumineuse que Me Ch. Lucas, avocat à la Cour royale de Paris. La sage théorie de ce jeune philanthrope est exposée dans un de ses ouvrages ayant pour titre : *Du Système pénal et du Système répressif en général, et de la peine de Mort en particulier.*

Cet intéressant ouvrage est divisé en trois parties principales : dans la première, l'auteur démontre que la peine de mort est injuste, immorale, qu'elle s'arroge les droits de la justice divine, et qu'elle doit être considérée comme un meurtre juridique scandaleux; dans la seconde, il est prouvé par les faits les plus nombreux et les plus authentiques, ainsi que par le raisonnement, que, non-seulement elle est insuffisante pour prévenir les actes immoraux, mais encore du plus funeste exemple pour les spectateurs; dans la troisième, il propose de substituer à cette peine, ainsi qu'au carcan, la marque, les travaux forcés à perpétuité, etc., un système pénitentiaire sagement basé sur le degré de perversité des *délinquans*, tendant uniquement à rappeler un repentir salutaire dans leur cœur, à corriger, à adoucir leurs mœurs, à leur inspirer l'amour de la vertu, à les rendre dignes, en un mot, de reparaître honorablement sur la scène du monde, après s'être livrés, pendant le temps nécessaire à leur conversion, à des travaux utiles à la société, soit dans des maisons de correction, soit dans des colonies semblables à celle de Botany-Bey, soit dans des établissemens de la nature de ceux que nous avons proposés ci-dessus.

Peu de temps avant la publication de ce précieux ouvrage, *la Société de la Morale chrétienne*, guidée par ces sentimens philanthropiques, et cet amour du bien qui lui ont valu tant d'estime en France, avait proposé un prix de quinze cents francs à l'auteur du meilleur traité sur la peine de mort. La commission chargée de l'examen des Mémoires qui lui furent adressés sur cette grave matière, était composée de MM. le duc de Broglie, pair de France, F. Guizot, le baron de Staël, Barthe, avocat, Ch. Renouard, avocat, Albert Roux. Nous allons extraire du journal de cette honorable société une partie du discours éloquent prononcé dans son sein par Me Ch. Renouard, rapporteur de la commission. Nous y trouverons une analyse des plus instructives et des plus intéressantes de l'ouvrage de Me Ch. Lucas, auquel fut décerné le prix, comme étant celui de tous ses concurrens qui avait le mieux démontré l'injustice de la peine de mort, ainsi que son inefficacité pour prévenir les crimes.

» L'existence répandue dans l'universalité du monde n'est sacrée et inviolable que dans l'homme, parce que dans l'homme seul, doué de liberté et de raison, elle revêt un caractère de personnalité.

» L'homme n'a pas seulement droit à l'existence ; il a, de plus, droit d'exister tel que Dieu l'a fait, c'est-à-dire, libre, actif, intelligent ; et ce droit est tellement sacré, que tous ont le devoir de ne jamais l'altérer en lui, et que lui-même a le devoir de ne point l'aliéner. La société toute entière n'a de pouvoir légitime que pour garantir ce droit, et n'est, dans aucun cas, autorisée à le sacrifier. Quant à tous les autres biens, conséquence d'existence, de liberté, d'activité d'intelligence, ce n'est pas de Dieu que l'homme les tient immédiatement : accidentels et variables, ils sont inégaux comme les développemens de l'humanité dont ils sont l'acquisition et la conquête; ils peuvent être rétrécis, modifiés, étendus par les faits des conventions sociales.

» La société, sans droit pour faire acte de souveraineté sur les biens personnels à l'homme, qui dérivent immédiatement du Créateur, ne peut qu'intervenir pour leur conservation. L'auteur, pour établir cette proposition, qui est fondamentale dans son système, commence par définir ce qu'il faut entendre par société. Le mot *société* se prend dans deux acceptions différentes : tantôt il désigne le corps ou la collection des citoyens, et alors est opposé au mot individu; tantôt il désigne un état ou manière de vivre, et est opposé à l'état d'isolement, ou, comme on l'a dit fort improprement, à l'état de nature.

» La société, considérée comme état de vivre, existe par deux principes : l'un, fatal, éternel, de création divine, est la sociabilité; l'autre, conventionnel et variable, est l'ouvrage de l'homme; c'est la forme de la sociabilité, l'assocation, l'état politique. La loi divine de la sociabilité n'est pas vulnérable par l'homme, et n'a pas besoin d'être protégée par des peines. Les formes politiques d'association ont le besoin, et par suite, le droit d'être protégées ; mais, comme elles sont purement humaines, et que l'œuvre de l'homme ne peut pas se mettre au-dessus de la création de Dieu, l'attaque contre les formes politiques, en tant que formes, ne suffit pas pour autoriser à priver un homme des biens qu'il tient de Dieu, de l'existence, de la liberté, de l'intelligence.

» Considérée comme corps collectif, la société a des droits et des biens qui peuvent s'ajouter les uns aux autres, et qui, par leur réunion, deviennent plus grands et plus forts que s'ils restaient isolés; elle en a d'autres qui, ne tenant leur existence que de l'union intime à la personnalité de chaque individu, ne sont par conséquent ni plus ni moins puissans dans un tout que dans un seul. La première de ces deux classes est celle des biens conventionnels, qui méritent plus de faveur à mesure que le nombre des contractans est plus grand, et pour l'exercice desquels la majorité doit l'emporter sur la minorité; mais qui ne peuvent légitimement appeler à leur aide que des moyens qui ne dépassent pas la compétence humaine. L'autre classe est celle des droits divins, des biens inhérens à la personnalité de chaque être doué de raison, droits que rien ne diminue ni n'augmente, et qui, par leur nature, sont aussi sacrés dans un seul homme que dans un millier d'hommes. On a déjà vu que c'est dans cette dernière classe qu'il faut ranger le droit à l'existence.

» La question de savoir si la société peut aller jusqu'à frapper un homme dans son existence est donc absolument la même que celle de savoir si un homme peut, en certains cas, avoir ce droit sur son semblable.

» L'homme n'a aucun droit sur l'existence, qui est un don de Dieu; il n'a droit, ni sur la sienne, ni sur celle de son semblable; et lorsqu'il dévoue sa vie pour sauver celle des autres, c'est un hommage qu'il rend à la conservation de l'existence dans autrui, avec une admirable abnégation de sa propre individualité. Mais il faut tirer de ce principe toutes ses conséquences, et l'on verra que le droit de légitime défense en découle. De ce que nous n'avons pas de droit sur l'existence d'autrui, il n'en faut pas conclure que nous puissions perdre notre droit à la nôtre ; le devoir de notre conservation nous prescrit de nous défendre contre qui nous attaque. Si nous tuons le meurtrier, ce n'est pas que nous attentions à son existence, c'est que nous nous défendons contre l'usurpation impie qu'il commet sur la nôtre. Lorsque notre existence sera sauvée, lorsque notre assassin désarmé sera réduit à l'impuissance de nous nuire, alors, mais alors seulement, son droit à l'existence deviendra l'objet du combat, et le droit qu'il vient de violer le protégera contre nos coups, que le devoir de défendre notre vie ne légitime plus.

» Le rôle de la société est de faire que force demeure au bon droit. C'est à elle à intervenir avec toute sa puissance, pour entourer et garantir la faiblesse individuelle injustement mise en péril. Mais cette grande force auxiliaire doit, comme l'individu attaqué, dont elle prend en main la cause, s'arrêter lorsque l'agresseur est vaincu et désarmé; après que la force a servi de garantie au droit, il faut que le droit serve de fin à la force.

» Ce que l'auteur dit ici de l'existence, dans une autre partie de son ouvrage, il le dit aussi de la liberté, qu'il compte, comme l'existence, parmi les biens personnels et inaliénables que l'homme tient de Dieu. Tant que le méchant est dans l'intention de nuire à notre vie, à notre liberté, à notre intelligence, le laisser libre, ce n'est pas respecter les droits de sa création, c'est lui sacrifier les nôtres, c'est lui permettre d'abuser contre nous des biens que nous ne pouvons abandonner sans devenir impies. Il faut donc tenir captif le méchant, mais seulement pour nous protéger contre ses attaques, en lui laissant toujours la voie du repentir, et en prenant des mesures pour lui pouvoir rendre sa liberté, lorsqu'elle ne sera plus dangereuse pour nos droits.

» C'est sur le droit de légitime défense ainsi entendue, que l'auteur fonde exclusivement son système de justice répressive. Il ne reconnaît à la société, après qu'elle est intervenue pour désarmer le criminel, aucun droit de donner la mort, ni pour rétablir ou conserver l'ordre matériel, ni pour châtier dans l'ordre moral.

» L'auteur invoque le fait et le droit contre la peine de mort comme moyen d'ordre matériel.

» En fait, il n'est point vrai qu'un criminel, que la société tient en son pouvoir, mette les citoyens en péril. Ce péril, à des époques de civilisation moins avancée que la nôtre, a-t-il existé de manière à mettre les associés en état de légitime défense? C'est une question que l'auteur s'adresse à lui-même sans la résoudre formellement, et sans paraître éloigné d'y faire une réponse affirmative. Mais ce qu'il soutient avec force, c'est que désormais un tel danger est impossible. L'objection a été présentée souvent, et très-vivement soutenue pour le cas de condamnation politique. A cette objection l'auteur répond qu'il n'y a de danger véritable pour la forme politique attaquée, que lorsque la majorité des citoyens sympathise avec le condamné, et, dans ce cas, l'histoire apprend que les dangers, loin de céder aux supplices, ne deviennent que plus menaçans en présence des échafauds.

» Si du fait on passe au droit, il faut convenir qu'immoler un homme en l'honneur d'un principe abstrait de conservation, c'est imiter les sacrifices humains jadis offerts aux dieux. Le danger d'une forme sociale, ouvrage des hommes, n'autorise pas à priver de la vie, qui est l'ouvrage de Dieu. Si le danger de la forme sociale attaquée n'est point réel, on commet une impiété inutile en la protégeant par des supplices ; si la forme sociale attaquée court un danger réel, ce ne peut être que parce qu'elle est jugée mauvaise par les citoyens, ce qui conduirait à tuer l'agresseur précisément dans le cas où son agression serait légitime.

« L'auteur nie également à la société le droit de condamner les criminels à mort pour châtier la perversité de leur acte. Suivant lui, LA SOCIÉTÉ N'A AUCUNE MISSION PÉNALE A REMPLIR ; c'est un pouvoir qu'elle ne peut rencontrer nulle part en ce monde. Pour punir, il faut parfaitement connaître l'intention de l'agent, le rapport de l'acte avec la loi morale violée, une peine extérieure exactement correspondante aux nuances de criminalité de l'agent et de l'acte. Or, il n'est donné à l'homme de connaître ces trois élémens que par approximation. La justice qu'il exercera ne sera donc qu'une justice faillible, puisqu'il ne sait pleinement ni l'intention, ni la loi ; ce ne sera qu'une justice incomplète, puisque, lors même qu'il verra sans nuage et la loi et l'intention, il ne trouvera pas dans le monde extérieur, matière à reproduire la criminalité de l'acte dans une traduction fidèle. De la loi pénale écrite par la société, il ne peut sortir qu'une justice incomplète à un autre titre encore. En effet, la justice n'est complète qu'autant que la prohibition positive de la loi se trouve sanctionnée par la religion, au nom des devoirs de l'homme envers Dieu; par la conscience, au nom des devoirs de l'homme envers lui-même; par l'opinion, au nom des devoirs de bienveillance de l'homme envers ses semblables. Ces sanctions sont anéanties, et l'équilibre de leur harmonie est rompu, lorsque la justice sociale, élevant la prétention d'être en elle seule toute la justice, s'arroge le droit de dresser des échafauds.

» La source de tout bien et de tout mal dans l'ordre moral, c'est la liberté; seule elle fait le mal, seule elle peut le réparer. Un premier devoir des gouvernemens est de ne pas provoquer les citoyens à abuser de leur liberté, comme on le fait dans les États où l'on élève les loteries et les jeux au rang des institutions nationales. Ce n'est pas là que doit se borner la justice de prévoyance ; elle doit éclairer la liberté en favorisant l'instruction du peuple, et en laissant l'industrie travailler à répandre l'aisance. Les condamnations judiciaires font aussi partie de la justice de prévoyance, lorsqu'elle enseigne aux citoyens à se garder d'imiter les criminels. Mais cet effet salutaire, ce n'est ni des condamnations capitales, ni des exécutions qu'il faut l'attendre. Les condamnations qui restent de simples menaces répandent l'espoir de l'impunité. Le spectacle des exécutions n'est pas toujours un sujet d'effroi pour les autres criminels, parce qu'il n'est pas plus rare de braver la mort que de la craindre ; mais ce spectacle a pour effet constant et infaillible ou de diminuer l'aversion pour le meurtre, si l'on voit tuer de sang-froid, ou d'ôter quelque chose à l'infamie du criminel, s'il inspire de la pitié sur son sort.

« La véritable justice sociale, celle qui réunit le juste à l'utile, c'est la justice répressive, qui est encore une justice de prévoyance ; car elle agit pour prévenir le retour du crime de la part de la liberté qui a déjà failli. Cette liberté, qui est tombée dans le mal, a encouru la défiance de la société, ce qui n'empêche pas qu'elle ne puisse se relever vers le bien. Il faut donc, au lieu de la confisquer pour jamais par un esclavage à perpétuité, travailler assidûment à la réformer, en écartant d'elle les occasions de succomber, en l'éclairant pour augmenter sa force de résistance, en lui donnant la crainte de la répression pour contre-poids au motif qui la pourrait séduire encore. Notre système actuel de pénalité est doublement vicieux : d'abord en ce qu'il suppose le crime incorrigible, tantôt à perpétuité, tantôt pour toute la durée d'une période de temps fixée d'avance ; ensuite, parce qu'en reportant le criminel dans la société, à l'expiration de sa faute, l'on agit comme si l'on supposait qu'il sera toujours corrigé à heure fixe et pour le moment précis de la libération.

» Voici, en conséquence, le système de condamnation que l'auteur propose, et que nous exposons ici très-sommairement, en omettant tous les détails de classification et de pratique.

» Il suppose cinq degrés de réclusion, et subdivise chacun d'eux en cinq. Le *minimum* de la réclusion étant d'une année (car, dans son système, les peines moins fortes se résoudraient en simples amendes), le condamné à un an n'aurait qu'un degré à parcourir ; le condamné à la réclusion du dixième ou du vingtième degré aurait à franchir dix ou vingt degrés, et passerait d'un degré supérieur plus sévère à un degré inférieur, à mesure seulement qu'il s'amenderait. Ainsi, le plus grand criminel, au moment de rentrer dans la société, après avoir successivement descendu tous les degrés de l'échelle de répression, ne serait plus qu'un condamné à un an de prison, qui finirait son année. La condamnation au *maximum*, à vingt-cinq degrés, entraînerait une réclusion de moins de vingt-cinq ans pour celui qui, par un amendement rapide, séjournerait peu de temps à chaque degré de l'échelle ; tandis que le condamné à dix ou vingt degrés, qui ne s'amenderait pas, pourrait demeurer plus de vingt-cinq ans reclus. L'auteur combine la peine de la réclusion avec celle de la séclusion ou emprisonnement solitaire.

» Pour les offenses politiques, l'auteur propose trois degrés de condamnation : la relégation hors de la ville, le bannissement hors de l'Etat, et la déportation. » — Nous exposerons dans un autre ouvrage le plan de nos établissemens sanitaires, lequel présentera beaucoup d'analogie avec celui du système pénitentiaire de Me Lucas, quant à ce qui ne touche point les questions médicales.

CHAPITRE XXI.

PERFECTIBILITÉ DE L'HOMME. — MOYENS DE TIRER LE PARTI LE PLUS AVANTAGEUX POSSIBLE DE CETTE PRÉCIEUSE FACULTÉ. — RÉGIME DES HOMMES DE CABINET.

« Les hommes arrivent sur la terre avec » des facultés diverses, qui sont à la fois » les instrumens de leur bien-être, et les » moyens d'accomplir la destinée à laquelle » la société les appelle ; mais ces facultés, » d'abord inactives, ont besoin et du » temps, et des choses, et des hommes, » pour recevoir leur entier développement, » pour aquérir toute leur énergie. »

TALLEYRAND-PÉRIGORD.

« Nos espérances sur l'état à venir de l'es- » pèce humaine peuvent se réduire à ces » trois points importans : la destruction de » l'inégalité entre les nations ; les progrès » de l'égalité dans un même peuple ; enfin, » le perfectionnement réel de l'homme..... » Il arrivera donc ce moment où le soleil » n'éclairera plus sur la terre que des hom-

» mes libres, et ne reconnaissant d'autre » maître que leur raison; où les tyrans et » les esclaves n'existeront plus que dans » l'histoire et sur les théâtres; où l'on ne » s'en occupera plus que pour plaindre » leurs victimes et leurs dupes, pour s'en- » tretenir, par l'horreur de leurs excès, » dans une utile vigilance; pour savoir re- » connaître et étouffer, sous le poids de la » raison, les premiers germes de la supersti- » tion et de la tyrannie, si jamais ils osaient » reparaître ! ! ! » CONDORCET.

« L'âme dépend tellement du tempéra- » ment et des dispositions des organes du » corps, que si l'on pouvait trouver un » moyen d'augmenter notre pénétration, » ce serait dans la médecine qu'il faudrait » le rechercher. »

DESCARTES.

« *Mens sana in sano corpore.* »

JUVÉNAL.

Nous avons vu précédemment que les nombreux besoins inhérens à la nature de l'homme, la difficulté plus ou moins grande de les satisfaire, la nécessité de combattre constamment contre les agens qui tendent sans cesse à porter atteinte à son existence, rendent nécessaire chez lui le déploiement d'une grande dose d'intelligence et d'industrie. Aussi, le caractère distinctif de l'homme est-il d'être éminemment intelligent et industrieux. Ces facultés morales sont une conséquence naturelle de notre organisation : il eût été cruel, de la part de la nature, de nous les refuser, puisque, sans elles, notre vie n'aurait pu être que des plus malheureuses, et n'aurait même pu se soutenir. Ces vérités ont été assez clairement démontrées, pour que nous puissions nous dispenser d'apporter de nouvelles preuves en leur faveur. « Le seul fondement de croyance » dans les sciences naturelles, dit Condorcet, » est cette idée que les lois générales, con- » nues ou ignorées, qui règlent les phéno- » mènes de l'univers, sont nécessaires et con- » stantes ; et par quelle raison ce principe » serait-il moins vrai pour le développement » des facultés intellectuelles et morales de » l'homme, que pour les autres opérations » de la nature ? »

L'industrie consiste dans la faculté dont jouit l'homme de découvrir, de perfectionner, de faire valoir les différens moyens, les différens procédés que son intelligence lui démontre devoir contribuer à son bonheur. Partout où nous trouvons de l'industrie, il y a art, jugement, raisonnement, en un mot, exercice régulier et normal des facultés de l'âme. Point d'intelligence, point d'industrie; point d'industrie, point d'art, point de connaissance; absence d'art et de connaissance, nulle félicité sur cette terre. Le raisonnement n'a été concédé à l'homme que pour la satisfaction de ses besoins, son bien-être, l'amélioration de sa condition. Le bonheur ne nous est pas refusé sur cette terre : nous possédons les moyens de l'obtenir; mais, encore une fois, il dépend de notre travail, de nos recherches, de notre industrie, des efforts de notre esprit. Ne point faire concourir toutes nos facultés à l'obtention de ce bien, serait manquer le but de notre création : or, l'on sait que nul être ne peut agir naturellement contre les lois générales et spéciales, auxquelles il se trouve éternellement soumis.

L'émulation, ou ce noble désir de surpasser les autres en qualités louables, en vertus, en courage, en science, etc., est encore un sentiment que la nature grava en nous, pour nous forcer à faire de chacune de nos facultés l'usage le plus conforme à notre bonheur et à celui de la société : il résulte de l'amour naturel de soi-même, et donne la plus grande extension possible à nos puissances physiques et intellectuelles.

De même que nos facultés sont susceptibles de s'altérer, de se pervertir, et même de se perdre entièrement sous certaines circonstances, de même elles le sont de se perfectionner, de se régulariser, de s'agrandir immensément sous certaines autres.

C'est dans cette faculté dont jouit l'homme, de multiplier et de perfectionner les différens moyens de bonheur qui lui sont concédés par la nature, que consiste la *perfectibilité*. Les nombreux besoins qui nous obsèdent en forment la nécessité ; l'amour du bien-être, le travail, l'étude, l'industrie, l'émulation, l'amour de l'estime et de la considération publique, en sont les bases; la gloire, l'honneur, la probité, tous les genres de vertus et la félicité, en sont les résultats essentiels. Dès-lors l'amour de la perfection est un sentiment tout aussi naturel à l'homme que celui de son existence et de son bien-être, puisque ce n'est qu'ainsi qu'il peut améliorer sa condition et se rendre heureux. Or, comme il n'est point d'exemple d'un seul besoin sans faculté, il s'ensuit nécessairement que l'homme est perfectible. L'amour de nous-même et de notre bien-être est le plus puissant, le plus impérieux, le plus constant, le plus exclusif, le plus étendu et le premier de tous nos besoins, de toutes nos affections, de tous nos sentimens, et de toutes les passions qui peuvent se manifester en nous : donc, l'homme est indéfiniment perfectible. « Il n'a » été marqué aucun terme, dit l'auteur précité, au perfectionnement des facultés humaines; la perfectibilité de l'homme est

» réellement indéfinie ; les progrès de cette » perfectibilité, désormais indépendans de » toute puissance qui voudrait les arrêter, » n'ont d'autres termes que la durée du globe » où la nature nous a jetés. Sans doute, ces » progrès pourront suivre une marche plus » ou moins rapide, mais jamais elle ne sera » rétrograde, du moins tant que la terre oc- » cupera la même place dans le système de » l'univers, et que les lois générales de ce » système ne produiront sur ce globe, ni un » bouleversement général, ni des change- » mens qui ne permettraient plus à l'espèce » humaine d'y conserver, d'y déployer les » mêmes facultés, et d'y trouver les mêmes » ressources. »

Tout ce qui contribue à nous procurer le bien inappréciable de la santé, joint à la direction convenable de nos facultés intellectuelles, sont les plus puissans moyens de perfection qui nous soient concédés par la nature. Les règles relatives à ces deux grands objets sont du domaine de l'hygiène, cette branche importante de la médecine, laquelle a pour but, comme nous l'avons amplement démontré dans d'autres ouvrages spécialement consacrés à cette science, non-seulement la conservation et le perfectionnement de l'homme physique, mais encore la bonne direction et l'agrandissement des facultés de l'âme. « *La vertu, comme les talens, tient beaucoup au physique*, dit Bonnet.. »

La répétition fréquente des mêmes actes tend à les perfectionner, pourvu que l'exercice n'en soit point outré ou désordonné. Cette vérité s'applique aux opérations les plus sublimes de l'intelligence, comme aux fonctions du corps considérées comme les plus communes et les plus matérielles.

De même que la vue, l'ouïe, l'odorat, le tact, se fortifient, s'agrandissent, se perfectionnent par l'usage journalier et convenablement actif de ces sens, de même la mémoire, le jugement, le raisonnement, etc., sont susceptibles d'acquérir la plus grande étendue par l'habitude de se livrer à l'étude et à la méditation.

Admirez l'étonnante justesse avec laquelle ce musicien exécute, en moins d'une minute, plusieurs centaines de tons des plus difficiles ; il fut un temps où il n'eût pu en exécuter deux semblables en un espace de temps dix fois plus considérable. L'exercice convenablement dirigé de la voix et de l'ouïe ont suffi pour lui donner cette merveilleuse habileté, dont il était loin de soupçonner en lui la faculté.

Admirez la précision, la promptitude et la profondeur inconcevables des calculs de ce mathématicien : il fut un temps où il n'eût pu trouver le produit de trois multiplié par quatre. C'est à son habitude de diriger toute son attention vers les nombres, qu'il est redevable de cette étonnante habileté ; et tel autre qui ne pourrait même pas faire l'addition de trois et de cinq, l'aurait peut-être surpassé sous ce rapport, s'il eût donné la même direction à son esprit. « Penser est une habi-

» tude comme promener, dit l'auteur de » l'*Art d'améliorer et de perfectionner les* » *hommes*. Les muscles se fortifient par l'ac- » tion et l'exercice; les fonctions du fluide » nerveux se font aussi avec plus de facilité » et de vigueur, lorsqu'elles sont souvent » exercées. L'étude fournit des idées sans » nombre, que la mémoire accumule et case, » pour ainsi dire, en sorte que l'esprit n'a » plus qu'à les appliquer. Il me paraît évi- » dent que les hommes ne sont plus ou moins » spirituels que par l'usage qu'ils font de leur » réflexion et de leur jugement. »

Il existe, comme nous avons pu en juger précédemment, entre les facultés dites organiques et celles qualifiées d'intellectuelles, des rapports d'une sympathie si intime, que l'exercice outré des unes ne peut que porter les plus graves atteintes aux autres. C'est ainsi que les travaux excessifs du corps rétrécissent le domaine de l'intelligence, et que des études opiniâtres, profondes, extatiques peuvent jeter le trouble dans tout l'organisme, y dé-

terminer les altérations les plus fâcheuses, conduire au dernier degré de marasme, et même occasioner la folie. « Le caractère es-
» sentiel de l'homme, dit Hufeland, est d'être
» éminemment perfectible : il est organisé de
» manière à n'être rien ou à devenir tout...
» Ce n'est que de la culture de l'esprit qu'il
» peut obtenir tous les avantages dont il est
» susceptible, tant au physique qu'au moral...
» L'étude influe d'une manière très-puissante
» sur le physique et la durée de la vie. L'on
» juge généralement qu'elle affaiblit le corps
» et abrége l'existence, mais ceci n'est vrai
» qu'autant qu'on s'y adonne sans mesure ; car
» alors elle ne peut qu'affaiblir l'organisme,
» et *vice versâ.* »

Par la même raison, l'exercice outré même d'une seule fonction d'entre celles dites spécialement organiques, produit nécessairement le même degré d'affaiblissement dans les facultés intellectuelles. C'est ainsi que les hommes qui font un usage abusif des plaisirs de la table, de *certain appareil*, etc., ne sont, presque toujours, que des sujets dépourvus de tout génie.

Les excitans cérébraux artificiels, au nombre desquels figurent particulièrement le café et nos liqueurs spiritueuses, jouissent de la faculté de donner plus d'énergie à la puissance intellectuelle. Mais cet effet n'est que factice, momentané, et finit même par devenir entièrement nul par l'habitude. Alors, le cerveau, qui, depuis long-temps, n'avait exécuté ses fonctions que sous l'influence d'un aiguillon artificiel, cessant d'en ressentir l'action, il en résulte que les sujets qui avaient cru devoir recourir à un tel moyen d'excitation, ne sont plus aptes à se livrer à aucun travail d'esprit, sans en augmenter de jour en jour la dose, sans l'augmenter au point de jeter l'économie entière dans la dernière énervation. Aussi, chacun sait que la stupidité la plus complète est le sort ordinaire réservé aux ivrognes de profession. L'abandon de cette habitude pernicieuse rendrait à ces malheureux, avec le temps, toute leur énergie primitive.

Ce n'est que quand le corps a acquis tout le développement et toute la force dont il est susceptible, c'est-à-dire, vers l'âge de vingt-cinq à trente ans, que les facultés intellectuelles peuvent s'exercer dans toute leur perfection. Avant cette époque, toute contention forte d'esprit ne pourrait que retarder l'accroissement de l'économie entière, la débiliter, et produire, en totalité ou en partie, les fâcheux effets dont Gilbert, le Tasse, Zimmerman, et une foule d'autres auteurs qui s'étaient livré prématurément à des études ardentes, nous ont offert l'exemple.

Il serait difficile de déterminer, pour chacun des hommes, le nombre des heures qu'il convient d'accorder à l'étude chaque jour. Il doit varier selon la nature des études, l'âge, le sexe, la santé, le régime habituel, et une foule d'autres circonstances spéciales. Dans ce cas, chacun doit consulter ses forces particulières : sa susceptibilité de fatiguer plus ou moins promptement devra lui servir de guide. Toutes les fois que la fatigue se manifestera par de la lenteur dans le jugement, une certaine difficulté de conception, une pesanteur de tête plus ou moins forte, des menaces de tournoiemens, l'on devra suspendre le cours de ses travaux. La promenade en plein air, les exercices physiques légers et amusans, les jeux qui ne demandent aucun effort d'esprit, des conversations gaies, et surtout l'équitation, sont les plus puissans moyens de délassemens auxquels on puisse alors recourir. Surtout, que l'on se garde bien d'essayer de relever la puissance de l'âme par les spiritueux ou autres moyens factices : nous en connaissons déjà les fâcheuses conséquences. « Les gens de lettres, dit le célèbre Bucham, qui sont jaloux de réparer » la fatigue que leur ont occasionée leurs études, ne doivent pas seulement mettre fin à » leurs études, ils doivent, de plus, se procurer des récréations amusantes, capables

» de distraire leur esprit, n'exigeant aucune
» attention de leur part, et leur faisant, au
» contraire, oublier leurs pensées habituelles.
» Une course à cheval, une promenade dans
» un lieu gai, etc., bien loin de rendre l'es-
» prit impropre à la conception, l'en rendent
» au contraire beaucoup plus susceptible.

» Les savans ne dédaignent que trop sou-
» vent les sociétés amusantes, et pensent qu'il
» serait indigne d'eux de fréquenter d'autres
» personnes que les philosophes. Ce n'est
» guère donner par-là des preuves d'un es-
» prit réellement sage et philosophique. Ce
» n'est point une preuve de philosophie que
» de marquer de l'éloignement pour les socié-
» tés gaies et aimables : la compagnie même
» des enfans est éminemment propre à dis-
» siper ces idées sombres et mélancoliques,
» fatigantes, que ne manquent point de faire
» naître des études ardemment poursuivies.
» *Otiare, quò meliùs laboris.*

» Certains hommes de lettres pensent de-
» voir recourir à l'usage des spiritueux po u

» ranimer leurs esprits fatigués par l'étude.
» Je conviens que c'est un remède; mais c'est
» un remède pire que le mal, puisqu'il ne
» peut que porter les plus graves atteintes à
» la machine. Que les personnes qui se trou-
» vent dans ce cas montent à cheval, qu'elles
» galoppent quelques lieues, et, certes, cet
» exercice salutaire sera pour elles un re-
» mède plus efficace que les spiritueux les
» plus actifs et tous autres excitans de la
» pharmacie. »

Il est un certain nombre de maladies particulières aux hommes de cabinet : ce sont principalement la constipation, les hémorrhoïdes, la difficulté des digestions, les affections nerveuses, la goutte et l'apoplexie. Ils se mettront à l'abri de ces maux par l'observation des préceptes qui viennent d'être ci-dessus tracés, préceptes auxquels il faut joindre ceux-ci : 1° se livrer, le plus souvent possible, à la marche pendant les études; 2° lire de temps en temps à haute voix; 3° user de bains tièdes environ une fois par semaine; 4° n'user que d'alimens sains, restaurans et de facile digestion (voyez le tableau des alimens et des boissons, ainsi que les qualités particulières de chacun d'eux, dans notre grande *Médecine*); 5° ne se livrer à aucun travail d'esprit tant soit peu fatigant pendant le temps nécessaire à la digestion des alimens, qui est de deux, trois ou quatre heures, selon les sujets; 6° suspendre totalement le cours de ses travaux un jour au moins sur huit. — Telles sont les règles de santé auxquelles l'expérience de tous les médecins a démontré que doivent s'astreindre les hommes de cabinet. Le mépris de ces lois sages, en même temps qu'il est de nature à compromettre fortement la santé, ne peut, tôt ou tard, que relâcher et affaiblir singulièrement les ressorts de l'intelligence.

Il est un autre genre de maladies auxquelles sont particulièrement exposées les personnes qui se livrent à des études très-profondes, très-pénibles, ou susceptibles de lancer l'esprit dans le vaste champ des abstractions : celles comprises dans l'ordre des *vésanies*, de Pinel. Elles reconnaissent pour causes le mépris des règles hygiéniques qui viennent d'être exposées, ainsi que le défaut d'ordre, d'analyse, l'habitude de se charger la mémoire d'un trop grand nombre d'idées. Courbée sous le poids d'un nombre excessif d'idées, et surtout d'idées confuses, difficiles à lier entre elles, à diriger vers un but déterminé, l'âme ne coordonne plus, ne voit qu'à travers le prisme du désordre, sent ses ressorts s'affaiblir, se pervertir, n'opère dans toute l'économie que des actes irréguliers, paralyse l'organisme entier, et prédispose puissamment à la folie.

CHAPITRE XXII.

ÉDUCATION. — INSTRUCTION PUBLIQUE. — INFLUENCE DIFFÉRENTE DU DESPOTISME ET DE LA LIBERTÉ SUR CES POINTS IMPORTANS.

« Nous ne regardons comme une éducation réelle que celle qui peut donner au corps et à l'âme toute la perfection dont ils sont susceptibles. »

PLATON

« Si je démontrais que l'homme n'est que le produit de son éducation, j'aurais sans doute révélé une grande vérité aux nations; elles sauraient qu'elles ont entre les mains l'instrument de leur grandeur et de leur félicité; que, pour être heureuses, il ne s'agit que de perfectionner la scienee de l'éducation. »

HELVÉTIUS.

« Dans les États despotiques, l'éducation se réduit à mettre la crainte dans le cœur... La nature de ce gouvernement demande une obéissance extrême..... Il n'y a point de tempérament, de modification, d'ac-

» commodement, de terme, d'équivalent : » rien d'égal ou de meilleur à proposer. » L'homme est une créature qui obéit à une » créature qui veut..... Il ne sert de rien » d'opposer les sentimens naturels, le res- » pect pour un père, la tendresse pour ses » enfans et ses femmes, les lois de l'honneur, » l'état de sa santé, on a reçu l'ordre et cela » suffit. » MONTESQUIEU.

« Conservons l'indépendance de l'ins- » truction, elle sera la sauve-garde de la li- » berté. » CHAPTAL.

LES différentes facultés de l'âme sont loin de se développer simultanément. La mémoire est celle qui paraît en premier lieu ; puis vient la comparaison, ensuite le jugement, etc. L'on sent, en effet, qu'il est indispensable d'acquérir des idées avant de les comparer, de les juger, d'en tirer des conséquences, etc. L'imagination est celle qui se développe en dernier lieu : l'on conçoit de même que l'exercice de cette faculté, exigeant de plus grands efforts d'esprit que les précédentes, doit naturellement les suivre dans son développement.

De ce développement graduel de nos facultés intellectuelles découle naturellement un précepte de la plus haute importance pour l'éducation de l'enfance : celui de suivre, dans la direction de son esprit, la marche que la nature nous dicte elle-même. Ainsi, l'on commencera par exercer la mémoire chez elle, à l'effet de lui faire acquérir les idées nécessaires à l'exercice des autres facultés de l'âme; puis on la conduira sur la voie de la comparaison, du jugement et du raisonnement.

L'exercice trop actif de l'une des facultés de l'âme ne peut avoir lieu qu'au détriment des autres. Ainsi, donnez un trop libre cours à l'imagination, et le raisonnement ne se développera point, ou perdra de sa rectitude naturelle; entassez des idées à l'infini dans l'esprit de votre élève, et assurément vous ne manquerez pas de détruire en lui cet esprit d'observation sans lequel il n'est guère possible d'acquérir des connaissances réelles et solides, etc. Les préceptes relatifs à ce sujet se présentent d'eux-mêmes à l'esprit.

Toute personne qui se livre à l'étude pour la première fois, éprouve d'abord une difficulté de conception qui souvent la rebute, la décourage, et l'éloigne ainsi de sa perfection. Telle est peut-être la raison pour laquelle l'homme a été regardé comme assez enclin à la paresse, ainsi que semblent le prouver les peuplades que peu de besoins poursuivent.

Cependant, la persévérance et l'habitude du travail ont bientôt rendu facile et amusant ce qui n'offrait d'abord que des difficultés pénibles et des obstacles en apparence insurmontables. *Labor omnia vincit improbus.*

L'on observe que cette difficulté de conception, ce manque de goût, qui se manifestent chez les sujets qui se livrent à l'étude pour la première fois, sont d'autant plus difficiles à surmonter, qu'ils sont plus avancés en âge. Que l'on s'empresse donc de persuader aux personnes auxquelles on veut inspirer l'amour de l'étude et du travail, que ces difficultés ne seront que momentanées, qu'elles ne peuvent manquer de céder à l'empire de l'habitude, qu'elles se changeront en de véritables douceurs; et bientôt, en effet, les progrès qu'elles feront, et le plaisir qu'elles trouveront dans leurs travaux, réaliseront à leurs yeux toute la vérité de ces encouragemens.

L'homme n'est d'abord qu'un composé de fluides : les germes de son existence sont des fluides; c'est par des fluides que lui sont transmis les principes de son accroissement dans le sein maternel; c'est par des fluides qu'il acquiert le développement dont il est susceptible; c'est par des fluides qu'il répare les pertes qu'entraîne sans cesse l'exercice de la vie; rien, enfin, n'est déposé dans les mailles organiques qu'à l'état liquide.

Tous les fluides de l'économie, ou, si l'on veut, les germes de notre formation, les principes de notre accroissement et de la réparation des particules qui s'échappent du corps par l'exercice de la vie, tendent constamment à passer de cet état à celui de mollesse, de fermeté, de solidité; et l'on peut dire que la mort réellement sénile n'est que le résultat de la roideur des principaux organes de l'économie.

Les effets des agens extérieurs sont d'autant plus prononcés, qu'ils ont lieu sur des corps moins solides : donc, les différentes impressions dont l'économie est susceptible seront d'autant plus vives et plus fortes, qu'elles seront perçues par des sujets moins avancés en âge, c'est-à-dire, à cerveau, à nerfs, à organes en général plus friables, plus mous, plus délicats. — De là, on sentira toute l'importance de procéder de bonne heure à la culture des sens et de l'intelligence de l'homme, puisqu'il est d'autant plus apte à concevoir les idées que l'on peut désirer lui transmettre, que ses organes ont acquis moins de dureté. « Qu'on commence » donc, dit l'un de nos médecins les plus » distingués, M. Capuron, l'éducation mo» rale de l'homme lorsqu'il est encore au » berceau, et qu'on profite de sa flexibilité

» naturelle pour lui former l'esprit et le » cœur. »

Par la même raison que les organes sont d'autant plus susceptibles d'impressions fortes et profondes, qu'ils offrent plus de mollesse, les circonstances capables de porter atteinte aux sens, aux nerfs, au cerveau, à l'intelligence et à tout le reste de l'économie, agiront d'une manière d'autant plus délétère, que les sujets qui en recevront l'action seront plus jeunes. De là, comme nous l'avons déjà observé, les suites fâcheuses des études prématurées, notamment de celles qui roulent sur les sciences abstraites.

Les idées, les préjugés acquis dans le jeune âge, et ayant long-temps exercé leur empire sur l'esprit, finissent par s'y graver d'une manière pour ainsi dire indélébile. Aussi, chacun sait-il que l'éducation de l'enfance forme, généralement parlant, le règne de la vie entière de l'homme. De là, l'importance de ne transmettre aux enfans, dès l'instant où leurs facultés commencent à se développer, que

des idées conformes à la vérité, au rang que l'homme est appelé à occuper parmi les êtres créés, aux devoirs sociaux, aux lois de la saine morale, à ses droits naturels, etc. C'est en leur transmettant ces précieuses connaissances dès le berceau, que l'on pourra les mettre à l'abri des piéges qui pourront leur être tendus plus tard par l'imposture, la superstition, le fanatisme, la corruption, le despotisme, en un mot, tout ce qui tend à dégrader l'espèce humaine pour pouvoir l'asservir plus infailliblement à ses vues ambitieuses et criminelles. « Les hommes sont dé-
» clarés libres, dit Talleyrand-Périgord; mais
» ne sait-on pas que l'instruction agrandit
» sans cesse la sphère de la liberté civile, et
» qu'elle seule peut maintenir la liberté po-
» litique contre toutes les espèces de despo-
» time?... Qu'il soit prescrit aux professeurs
» et aux instituteurs de bannir du nouvel en-
» seignement tout ce qui jadis n'était visible-
» ment propre qu'à corrompre et enchaî-
» ner la raison, et les superstitions de tout

» genre dont on l'effrayait, et qui exerçaient » sur elle un si terrible empire, long-temps » même après que la réflexion les avait dis- » dissipées. »

L'éducation de la jeunesse doit être considérée par les citoyens comme un objet digne de toute leur sollicitude et de leurs soins. C'est sur elle que repose l'espoir et le bonheur de la patrie. C'est de la nature des idées que nous lui transmettons, que dépend le sort de nos libertés civiles et politiques. « L'instruc- » tion, dit Chaptal, remet continuellement » sous les yeux du peuple ses droits et ses de- » voirs ; elle est donc le vrai, le seul correctif » ou régulateur de la tendance naturelle des » gouvernemens vers le pouvoir absolu. »

Le despotisme, ainsi que le cortége d'ambitieux et d'imposteurs sans lequel il ne pourrait marcher, sont tellement pénétrés de l'importance des conséquences des impressions premières sur les hommes, que toujours on les verra s'efforcer d'exercer leur pesante influence sur l'instruction de la jeu-

nesse. « Le jour où le gouvernement pourra
» la diriger, poursuit Chaptal, elle perd son
» principal caractère; elle devient dans ses
» mains un puissant moyen de servitude, et
» loin de balancer la propension trop prononcée d'un gouvernement vers la tyrannie,
» elle l'y précipite.

» Conservons donc l'indépendance de l'instruction; elle sera la sauve-garde de la liberté. »

On devine sans peine sur quelle base devra reposer l'instruction des enfans, si elle se trouve commise au despotisme. Les professeurs ne seront élus que par le pouvoir ou ses délégués. Ceux-ci, certainement, ne feront tomber leur choix que sur d'ignorans ambitieux toujours empressés à leur complaire. Tout ce qui tend à perfectionner l'homme, à agrandir son intelligence, à lui inspirer des sentimens de noblesse, de grandeur d'âme et de liberté, sera à jamais banni de leurs leçons. La superstition, le fanatisme et l'hypocrisie prendront la place d'une religion bien entendue. Tous les devoirs de l'homme consisteront en un dévoûment aveugle et sans bornes à toutes les volontés du despote. En un mot, l'ouvrage de la nature sera déformé, et tous les sentimens d'honneur et de probité viendront s'éteindre dans le plus honteux esclavage. Il ne faut aux despotes que des sujets dégradés ; ils savent que tout ce qui est véritablement homme ne peut que les repousser avec indignation. « L'éducation, dit Montesquieu, ne cherche qu'à » abaisser le cœur dans les États despotiques : » il faut qu'elle y soit servile.

» L'extrême obéissance suppose de l'igno- » rance dans celui qui obéit; elle en suppose » même dans celui qui commande.

» Dans les États despotiques, l'éducation » se réduit à mettre la crainte dans le cœur, » et à donner à l'esprit la connaissance de » quelques principes de religion fort simples. » Le savoir y sera dangereux, l'émulation fu- » neste, et, pour les vertus, Aristote ne peut » croire qu'il y en ait quelqu'une de propre

» aux esclaves, ce qui bornerait bien l'édu-
» cation dans ce gouvernement.

» L'éducation y est donc en quelque façon » nulle. Il faut être tout, afin de donner » quelque chose, et commencer par faire un » mauvais sujet, pour faire un bon esclave. »

L'éducation de la jeunesse n'est donc pas une affaire moins importante que la législation même : la nation seule doit s'en réserver le monopole. Ses enfans sont pour elle une propriété sacrée et inaliénable : elle seule a le droit de les diriger dans la voie de l'honneur, de la probité et du bonheur. Il n'y a que l'imposteur, l'ambitieux et le despote qui puissent prétendre lui ravir ce droit. En conséquence, l'un des premiers devoirs d'un peuple ou de ses représentans est évidemment de voter des lois sur l'instruction publique, auxquelles tous doivent s'astreindre, à moins que l'on ne préfère se charger soi-même de l'éducation de ses enfans, faculté qui doit être accordée à tous, et qui ne doit apporter aucune différence entre les citoyens instruits et honnêtes, quant à ce qui a trait à l'admission aux différens emplois de l'état, rien, chez un peuple libre, ne devant s'obtenir que par les épreuves des concours publics. Le choix des chefs, des inspecteurs, des professeurs, ne doit être confié qu'à une commission d'hommes probes élus par le même corps qui discute et vote les lois. Les matières de l'enseignement seront déterminées rigoureusement par ce même corps législatif, lequel se montrera toujours disposé à accueillir avec reconnaissance tous les moyens de perfectionnement qui pourront lui être proposés par les citoyens honnêtes et éclairés. L'on n'admettra dans le corps enseignant que des sujets qui se recommandent éminemment à l'estime publique, tant par leurs talens que par leurs vertus patriotiques, n'occupant aucun des emplois qui se rattachent au pouvoir exécutif, n'ayant formé aucun vœu contraire à l'accroissement de la population, ne reconnaissant d'autre pouvoir que celui des lois de l'Etat, en un mot, de véritables citoyens; car, comme l'a dit un écrivain célèbre, *qui dit citoyen, dit le complément de toutes les vertus.*

CHAPITRE XXIII.

OPINION. — AMOUR DE LA GLOIRE, DE L'ESTIME ET DE LA CONSIDÉRATION PUBLIQUES. — LEUR PUISSANTE INFLUENCE SUR L'ABOLITION DU DESPOTISME ET DE LA SUPERSTITION. — ANCIEN RÉGIME. — DESTINÉE DE NOS LIBERTÉS NATURELLES.

« *Vox populi, vox Dei.* »

Ec. S.

« L'opinion est la reine du monde. »

MIRABEAU.

« L'opinion publique est une puissance
» invisible, mystérieuse, à laquelle rien ne
» résiste....... Rien n'est plus fort. »

LE CAPTIF *de Sainte-Hélène.*

DE tous les moyens capables de perfectionner l'homme, il n'en est pas de plus puissant que l'émulation, l'amour de l'estime et de la considération publiques. Ce sentiment, comme nous l'avons vu, existe naturellement dans le cœur de tous les hommes, et il n'y a que des circonstances accidentelles fâcheuses qui puissent l'y effacer. Nous sommes tous esclaves de l'opinion de nos semblables : elle fait notre bonheur ou notre malheur. Quand elle nous est favorable, nous trouvons les douceurs les plus suaves dans l'adversité la plus cruelle, et affrontons même souvent la mort avec délices, pour nous la concilier de plus en plus. Lorsqu'au contraire, elle nous est défavorable, notre âme, dans quelque position brillante que nous soyons, notre âme se trouve en proie aux souffrances les plus inouïes, et des remords affreux nous poursuivent, si nous avons mérité l'indignation publique : plus de bonheur, plus de repos, plus de satisfaction, au milieu même de tous les moyens possibles de jouissance.

L'on peut définir l'opinion publique, cet accord unanime de tous les hommes bien organisés sur tout ce qui est vrai, juste et honnête, c'est-à-dire, en harmonie avec nos connaissances, nos facultés, nos sentimens et nos besoins naturels. Résultat nécessaire de l'organisation humaine, elle est infaillible, et doit, comme l'a fort bien dit l'illustre Mirabeau, former le règne du monde entier.

Si quelquefois l'opinion publique est fausse, ce ne peut être que sur des faits particuliers; mais jamais sur les vérités physiologiques, morales, politiques, religieuses, que nous avons vues découler du simple exercice de nos facultés physiques et intellectuelles.

Ainsi, l'opinion publique tend constamment à l'harmonie, à la probité, au bonheur de tous les membres de la grande famille, à la liberté, à l'égalité des droits de chacun des hommes, à l'horreur du despotisme. Qui dit opinion publique, dit volonté de la Divinité même :

La voix du peuple est la voix du Très-Haut.

P.

D'après l'idée que nous venons de nous former de l'opinion publique, nous sentirons facilement que respecter cette voix universelle forme le partage des âmes honnêtes et éclairées, tandis que le mépris de ce sentiment divin ne peut être que le propre de l'ignorance et de la corruption. Aussi, toutes les fois qu'un gouvernement quelconque se l'est aliénée, soyons sûrs qu'il est mauvais, pervers, despotique, etc. Ici le peuple est dans le ressort de ses connaissances naturelles, et jamais il ne peut errer sur de telles questions.

Il y a peu de sujets dont la dépravation morale aille jusqu'au point de leur faire mépriser souverainement l'opinion publique; il n'y a pas d'âme, quelque perverse qu'on la suppose, qui ne lui paie quelque tribut. La fouler totalement aux pieds serait le comble de l'immoralité et de la démence.

Les despotes, ainsi que les ambitieux qui se traînent honteusement à leur suite, lui livrent constamment une guerre opiniâtre et sourde : ils ne la méprisent jamais ouvertement. Ce serait même sur elle qu'ils voudraient fonder leur injuste pouvoir, et tous leurs soins tendent sans cesse à se la rendre favorable.

Bien persuadés qu'il n'y a qu'un pouvoir légal, une administration fraternelle, l'amour du bien public, qui puissent la concilier aux gouvernemens, et cependant une conduite conforme à ces idées justes étant tout-à-fait incompatible avec le despotisme, de tels hommes ne peuvent espérer d'obtenir cet avantage qu'en la faussant, la dénaturant, qu'en plongeant les peuples dans les ténèbres du mensonge, de la déception, de l'erreur, qu'en corrompant leurs mœurs, leurs affections et leurs connaissances naturelles.

Ainsi, l'on essaiera de persuader aux hommes que les conquêtes et la force brutale forment un droit suffisant pour établir une propriété, une légitimité; que des envoyés du ciel sont venus déposer le diadême sur la tête des conquérans; que certains chefs de religion sont infaillibles; qu'à eux seuls appartient le droit de dispenser les couronnes; que la violation des propriétés cesse d'être un acte immoral, lorsqu'elle a lieu en faveur de certains êtres d'une nature privilégiée et supérieure; que le patriotisme ou l'amour de son pays est un vain mot qu'il faut faire disparaître à jamais des livres classiques; que le courage héroïque, le dévoûment patriotique, le noble amour de la gloire, et toutes les autres belles qualités qui forment le partage des âmes vertueuses et grandes, ne doivent être considérées comme telles que quand elles ont pour but l'asservissement des peuples, la satisfaction des volontés capricieuses du maître; que les enfans naissent esclaves de ceux qui tiennent la nation sous leur joug, qu'eux seùls doivent présider à leur éducation; que l'instruction et les lumières sont contraires au bonheur des peuples, etc., etc.

C'est par de semblables maximes que depuis la chute de la république romaine jusqu'au dernier siècle, on parvint, dans presque toutes les régions de l'Europe à la fois, sinon à fausser totalement l'opinion publique, du moins à la comprimer et à l'empêcher de se manifester au-dehors. Devons-nous redouter le retour de cet état de choses? Non, nous ne pouvons supposer qu'il existe des hommes assez pervers pour méditer de nouveau l'asservissement des peuples. Les nations qui jouissent actuellement de la liberté ne peuvent plus être désormais soumises à l'empire de la superstition et du despotisme : elles sont éclairées, elles connaissent leurs droits, elles les défendraient énergiquement au moindre péril qui se présenterait. Malheur à ceux qui oseraient porter une main sacrilége sur leurs libertés.

Mais nous allions oublier que nous entrions ici dans des considérations particulières à un certain nombre de nations, et nous éloigner ainsi de notre objet, qui n'est absolument que l'étude de l'homme en général, de ses facultés naturelles, de ses droits et des circonstances qui sont susceptibles de les étendre ou de leur porter atteinte.

Cependant, tel est l'esprit humain, qu'il tend toujours à se développer et à se perfectionner à travers même les plus grands obstacles. L'opinion publique se forme, revêt le caractère qui lui est propre, reprend son empire, appelle tous les citoyens sous ses étendards sacrés, et finit enfin par faire trembler sur son trône le despotisme armé.

L'instinct particulier des despotes sait toujours leur faire pressentir les coups dont ils sont menacés, et il ne leur serait même jamais impossible de les parer. Mais comme il n'est pas de leur essence de marcher dans les voies légales, la plus profonde hypocrisie vient plus que jamais leur prêter son infernal secours.

A mesure qu'ils verront cette reine du monde se prononcer ouvertement contre eux, et les menacer de son juste courroux, ils se plieront aux procédés et aux discours les plus flatteurs et les plus doucereux : ils sembleront d'abord se glorifier du titre de *pères de leurs sujets*, au lieu de cet autre, *maîtres de leurs esclaves ;* aux expressions de *mon Mexique*, *ma Turquie, ma Grèce, ma Pologne,* etc., seront substituées celles de *peuple mexicain, musulman, grec, polonais,* etc. ; leur bouche prononcera en frémissant le mot de *nation,* au lieu de celui de *peuple ;* l'on ira même jusqu'à abandonner le mot *empire* pour le remplacer par celui de *patrie.*

Tels sont les premiers hommages que l'orgueil du despotisme sera contraint de rendre à l'opinion publique ; mais ce ne seront que des expressions stériles et captieuses, incapables de satisfaire une nation qui connaît ses droits.

Pressé par le besoin de sa conservation, obligé de conjurer l'orage qui gronde de plus en plus fortement sur sa tête, le despotisme accordera de nouveaux *bienfaits.* Ainsi, serfs, il vous sera permis de cultiver vos terres pour vous-mêmes et vos familles, mais avec la double dîme et des impôts énormes votés par *le bon plaisir* de votre maître. — Vous aurez ensuite des communes, mais avec des charges, une foule de restrictions particulières, et des membres municipaux élus hors de votre sein par des officiers subalternes vendus au pouvoir, etc. — Vous pourrez exercer des états ou des professions particulières ; mais vous serez tous indistinctement rangés en corporations comme des troupeaux, et soumis à un tyrannique syndicat. — Il vous sera permis de faire vous-mêmes le choix d'une épouse, de l'aller prendre ailleurs que dans le fief où vous êtes implantés, de quitter même ce fief pour aller vous établir dans un autre, de voyager sur les différens points du royaume, mais après avoir payé ce droit bien cher à votre noble seigneur. — Vos femmes vous appartiendront, mais à la seule condition qu'elles auront été préparées à leurs devoirs conjugaux dans le château fort du seigneur. — Vous aurez le plaisir de voir l'étendue de vos terres assignée par des bornes ; mais celui-ci se réservera la faculté de les faire porter loin des siennes, si elles en sont trop voisines, de faire paître ses troupeaux dans vos champs, d'y chasser, quand bon lui semblera, avec des meutes de chiens qui détruiront toutes vos espérances. Si vous avez le malheur de tuer un lièvre ou un lapin qui viendrait ravager votre trèfle ou vos choux, cette témérité vous vaudra infailliblement la peine d'être pendus ou écorchés vifs. — On vous accordera l'honneur d'une représentation dite nationale ; mais vos membres parlementaires seront élus sous l'influence du pouvoir, nommés peut-être par lui-même, appelés seulement pour ratifier les volontés absolues de celui-ci, et donner une apparence de légalité aux charges énormes qui seront imposées sur vos sueurs, traités ensuite de vils roturiers, et chassés peut-être de l'enceinte de leur assemblée à coups de fouet redoublés. — Vous aurez la liberté des cultes ; mais les ministres de la religion de l'Etat seront vos seuls officiers civils. — Chose extraordinaire ! vous obtiendrez la faculté de parler par la presse ; mais, si vous avez l'imprudence de signaler un abus, d'élever trop haut la voix en faveur de la misère, de la souffrance, de l'opprimé, du malheureux, en un mot ; de publier quelque opinion, quelques découvertes favorables au perfectionnement du genre humain et à l'amélioration des mœurs ; de démasquer l'hypocrisie des faux prêtres, des faux dévots, des imposteurs privilégiés qui s'engraissent nonchalamment du fruit de vos sueurs ; de demander justice du meurtre de votre épouse, du rapt d'une fille chérie, de l'expoliation de vos biens, de vos terres, etc., par les satellites et les soutiens du pouvoir : des donjons, des tours, des cachots, des lieux souterrains affreux, la torture, des supplices de tous genres, sont là pour châtier de tels abus. — Enfin, vous aurez une justice ; mais les hommes appelés à prononcer sur vos biens, vos propriétés, vos libertés et votre vie, ne seront que des officiers amovibles du despote, investis du pouvoir de lancer contre vous des lettres de cachet au moindre caprice, etc., etc.

C'est à peu près là, cependant, que se borneront les *bienfaits* du despotisme : un véritable despote ne saura jamais adopter que les apparences de la liberté, la soif du pouvoir absolu étant une maladie qui, dès l'instant où elle est devenue tant soit peu chronique, ne comporte aucune espèce de guérison.

Mais l'impulsion est donnée, les peuples ne peuvent plus rétrograder, et je vois partout le despotisme expirer devant la puissance d'une autre souveraine : l'opinion publique. « Quand à des maximes qui tendent » à comprimer le ressort des facultés humai» nes, auront succédé celles qui en favo» risent l'action et l'énergie, serait-il alors » permis de redouter encore qu'il reste sur le » globe des espaces inaccessibles à la lumière, » ou que l'orgeuil du despotisme puisse op-

» poser à la vérité des barrières long-temps » insurmontables? »

Tels sont les effets nécessaires de l'émulation, de l'amour de l'estime publique et de la vraie gloire : c'est par ces puissans agens que les hommes perfectionnent leur moral, agrandissent le cercle de leur intelligence, excellent dans les sciences et les arts, se créent des richesses réelles, améliorent leurs mœurs, se forment aux vertus patriotiques.

Nations qui gémissez encore sous le joug du despotisme, que ces puissances soient votre espoir consolateur : elles seules, si vous savez leur donner une direction convenable et toute la force qu'elles comportent, suffiront pour vous faire renverser tous les tyrans du monde, leur supposerions-nous actuellement à chacun un million de soldats aussi intrépides que ceux de César et d'Alexandre-le-Grand.

CHAPITRE XXIV.

QU'EST-CE QUE LA PATRIE? — AMOUR DE LA LIBERTÉ. — SERVILITÉ. — LES CARACTÈRES DISTINCTIFS DE CES DEUX SENTIMENS OPPOSÉS.

« A parler à bon escient, c'est un extrême
» malheur d'être sujet à un maistre duquel
» on ne peut estre jamais asseuré qu'il soit
» bon ; puis qu'il est toujours en sa puis-
» sance d'estre mauvais quand il voudra. Et
» d'avoir plusieurs maistres, c'est autant
» que d'avoir autant de fois à estre ex-
» trêmement mal-heureux....... Voir un
» nombre infini, non pas obéir, mais ser-
» vir ; non pas être gourvernez, mais ty-
» rannisez ; n'ayans ni biens, ni parens,
» ni enfans, ni leur vie mesme qui soit à
» eux ! souffrir les pilleries, les paillardises,
» les cruautez, non pas d'une armée, non
» pas d'un camp barbare contre lequel il
» faudrait desfendre son sang et sa vie de-
» vant : mais d'un seul : non pas d'un Her-

» cule ne d'un Samson, mais d'un seul
» homme, et le plus souvent du plus lasche
» et feminin de la nation : non pas accous-
» tumé à la poudre des batailles, mais en-
» core à grand'peine au sable des tournois;
» non pas qui puisse par force commander
» aux hommes, mais tout empesché de ser-
» vir vilement à la moindre femmelette !
» appelons-nous cela lascheté?..... Encor,
» ce seul tyran, il n'est pas besoin de le
» combattre, il n'est pas besoin de s'en desf-
» fendre, il est de soy-mesme desfait,
» mais que le pays ne consente à la servi-
» tude. Il ne faut pas lui oster, mais ne luy
» donner rien..... C'est le peuple qui s'as-
» servit, qui se couppe la gorge. »

Estienne de la Boetie.

La patrie, dont le nom seul fait palpiter le cœur de toute âme généreuse et honnête, n'est rien autre chose qu'une expression abrégée par laquelle on désigne, non une terre, non le pays natal, non un royaume, non un empire, mais une société plus ou moins nombreuse d'hommes vivans sous le régime de la liberté. « Le rhéteur peu logicien, dit le che-

» valier de Jaucourt, le géographe qui ne
» s'occupe que de la position des lieux, et le
» lexicographe vulgaire, prennent la patrie
» pour le lieu de la naissance, quel qu'il soit;
» mais le philosophe sait que ce mot vient du
» latin *pater*, qui représente un père et des
» enfans, et, conséquemment, qu'il exprime
» le sens que nous attachons à celui de *fa-*
» *mille*, de *société*, d'*État libre*, dont nous
» sommes membres, et dont les lois assurent
» notre liberté et notre bonheur. Il n'est pas
» de patrie sous le joug du despotisme. »

Ainsi, État indépendant, peuple libre, nation gouvernée par des lois votées par elle seule ou ses représentans, et n'ayant d'autre base que les droits naturels de tous, société formée pour le bonheur de chacun de ses membres, et patrie, sont des termes parfaitement synonymes. Le moins éclairé des Grecs et des Romains ne connaissait point d'autre signification à ces différentes expressions, que celle que nous venons de leur assigner.

La patrie, disaient ces nobles citoyens, est une puissance aussi ancienne que le monde, et dont le règne salutaire s'établit dès l'instant où les hommes se formèrent en société; une puissance fondée sur les droits naturels de tous, ne pouvant se proposer d'autre but que l'ordre, l'harmonie et la félicité publique ; une puissance supérieure aux archontes, aux suffètes, aux éphores, aux consuls, aux dictateurs, et à toutes les autres puissances établies dans son sein; une puissance qui soumet indistinctement à ses lois chacun des membres de la société. C'est une tendre mère qui porte le plus vif attachement à chacun de ses enfans, et n'établit de rang parmi eux que celui qu'ils savent s'acquérir par leurs talens, leurs lumières, leurs vertus et leur dévoûment au bien public. C'est une divinité qui n'accepte des offrandes que pour en faire ensuite une répartition égale, soulager l'infortune, la vieillesse et l'infirmité. C'est une divinité jalouse d'être chérie autant qu'elle aime elle-même, qui ne trouve de jouissance que dans le bien qu'elle peut faire.

Le despotisme, au contraire, cette production monstrueuse de l'ambition et de la corruption des mœurs, est une fausse puissance qui ne peut établir son règne que par l'imposture, la superstition et la force brutale. C'est un hydre dont la vie ne peut se soutenir que par la violence, le désordre, la dévastation, l'esclavage, la spoliation des biens du peuple; c'est un tyran qui ne connaît d'autre volonté que ses goûts dépravés, et auquel le seul mot de loi fait éprouver des convulsions violentes et funestes à tout ce qui l'entoure; c'est un ogre à entrailles immenses, dévorant toute la nourriture du peuple, et n'en laissant tomber quelques parcelles que pour ses infâmes satellites; c'est un gouffre dans les abimes duquel viennent se perdre toutes les richesses du pays; c'est une mère dénaturée qui se nourrit de la chair de ses propres enfans; c'est une divinité infernale toujours armée de la foudre de la vengeance.

Le savoir, les talens, la liberté publique,
Tout est mort sous le joug du pouvoir despotique.
E. M.

L'amour de la patrie est un sentiment tout aussi naturel à l'homme que l'attachement à la vie. Aimer la patrie, c'est s'aimer soi-même, puisqu'elle n'est rien autre chose qu'une tendre mère qui veille sans cesse sur le bonheur de tous ses enfans, et que ceux-ci ne pourraient le trouver ailleurs que dans son sein. La servilité ne peut donc être que le résultat d'une organisation monstrueuse, du dernier degré de dégradation physique et morale, du comble de la bassesse d'âme, en un mot, de l'abrutissement le plus complet. Courber servilement la tête sous le sceptre odieux de la tyrannie, n'est-ce pas, en effet, manquer le but de sa création, et se placer dans un degré inférieur à celui de la brute? « Renoncer » à la liberté, dit le philosophe de Genève, » c'est renoncer à la qualité d'homme, aux

» droits de l'humanité, même à ses devoirs. » Il n'y a nul dédommagement possible pour » quiconque renonce à tout. Une telle renon- » ciation est incompatible avec la nature de » l'homme, et c'est ôter toute moralité à ses » actions que d'ôter toute liberté à sa volonté. » Enfin, c'est une convention vaine et con- » tradictoire, de stipuler d'une part une au- » torité absolue, et de l'autre une obéissance » sans bornes. N'est-il pas clair qu'on n'est » engagé à rien envers celui dont on a droit » de tout exiger? et cette seule condition, sans » équivalent, sans échange, n'entraîne-t-elle » pas la nullité de l'acte? Car, quel droit mon » esclave aurait-il contre moi, puisque tout » ce qu'il a m'appartient, et que, son droit » étant le mien, ce droit de moi contre moi- » même est un mot qui n'a aucun sens? »

Aimer et servir sa patrie est, pour tout homme honnête et éclairé, le plus sacré comme le plus impérieux des devoirs; faire concourir toutes ses facultés à son propre bien-être, comme à celui de la société entière, est une loi écrite en caractères ineffaçables dans le cœur de tous les hommes. N'est-ce pas, en effet, un suicide moral réel que l'abnégation de ses droits naturels et imprescriptibles en faveur d'un pouvoir despotique, injuste, égoïste, ne connaissant d'autre guide que ses volontés capricieuses, et ne pouvant satisfaire ceux-ci qu'en plongeant des millions de créatures humaines dans la plus déplorable et la plus affreuse des situations?

L'amour sincère et ardent de la patrie forme le partage des âmes magnanimes et grandes; tout s'agrandit et se perfectionne sous sa bienfaisante influence : amour du bien public, sacrifice des intérêts personnels au bonheur de la nation, probité, grandeur d'âme, vertus militaires, mépris de la mort, actions héroïques de tous genres, tout ce qui enfin honore le plus la nature humaine se retrouve au suprême degré chez l'homme qui brûle du feu pur et sacré de la liberté. « Les bornes du pos-
» sible, dans les choses morales, dit l'auteur
» précité, sont moins étroites que nous ne

» pensons : ce sont nos faiblesses, nos vices,
» nos préjugés, qui les rétrécissent. Les âmes
» basses ne croient point aux grands hom-
» mes : *de vils esclaves sourient d'un air mo-*
» *queur à ce mot de liberté.* »

Mais le véritable amour de la patrie est un sentiment trop puissant et trop énergique pour que l'homme puisse prétendre à en rendre toute la force et la vivacité. Quiconque est jaloux de s'en former une idée claire, doit porter successivement ses regards sur l'état affreux d'un peuple soumis au joug du despotisme, comparé avec la félicité de celui que gouverne cette reine aimable que nous appelons du doux nom de liberté.

Cette indignation, cette horreur, cette douleur convulsive, qui viennent saisir tous nos sens à la vue de plusieurs millions de nos frères poussant des gémissemens amers sous le poids des chaînes pesantes qui leur sont cruellement imposées par une poignée d'ambitieux armés ; cette impulsion irrésistible que nous nous sentons à aller les secourir de nos propres fonds dans leur misère ; ce désir violent que nous éprouvons d'aller armer leurs bras des armes de la vengeance, ou plutôt du recouvrement de leurs droits naturels, car la vengeance est un sentiment incompatible avec le véritable esprit de liberté ; ces délices inexprimables que nous goûterions à verser notre sang pour la défense d'une si noble cause, ne sont encore que des échantillons des merveilles que peut opérer ce sentiment divin. Il faudrait peut-être nous trouver nous-mêmes dans ces circonstances horribles pour pouvoir apprécier toute la force et toute l'étendue du vraie patriotisme.

Les anciennes républiques grecques et romaine, qui eurent tant à lutter contre le despotisme, nous offrent l'exemple d'un grand nombre d'actions héroïques bien propres à nous faire connaître toute la puissance de l'ardent amour de la liberté sur le cœur de l'homme soumis à son empire. C'est toujours avec le sentiment du plus vif plaisir que les bons patriotes les rappellent à leur pensée. Le cœur y puise un aliment à ses heureuses dispositions ; par-là, la vertu et le courage militaire se fortifient; en un mot, le récit des belles actions ne peut jamais produire sur les peuples que les effets les plus salutaires aux mœurs et à la félicité publique.

Nous avons pensé que ce serait terminer convenablement notre traité des droits et des facultés de l'homme, que d'exposer, par autant d'exemples, les formes variées qu'est susceptible de revêtir l'amour de la patrie. Il est de ce sentiment des nuances tellement délicates, que l'on ne peut les bien saisir que quand elles sont mises en action, et dont l'on ne pourrait, conséquemment, se former que l'idée la plus imparfaite par la seule théorie.

CHAPITRE XXV.

LE PATRIOTISME MIS EN ACTION. — NOBLE REFUS DU DIADÊME. — SUICIDE PATRIOTIQUE. — L'AMOUR MATERNEL CÉDANT A CELUI DE LA PATRIE. — CARACTÈRE ESSENTIEL DE LA VÉRITABLE VALEUR MILITAIRE. — EXEMPLE D'UN GOUVERNEMENT PUREMENT DÉMOCRATIQUE. — INFLUENCE DE LA LIBERTÉ SUR LA FÉLICITÉ PUBLIQUE. — BASES DE LA STABILITÉ DES GOUVERNEMENS. — LOIS DE LYCURGUE.

« C'est se former une fausse idée de l'u-
» tile, que de s'occuper plus des intérêts
» particuliers que de ceux du plus grand
» nombre ; que de s'étudier à étouffer les
» sentimens de la nature, plutôt que de
» les exiter ; que de vouloir imposer silence
» à la raison, et de dire à l'esprit humain:
» *Sois esclave*..... Le despote s'étudie à por-
» ter la crainte et le découragement dans
» l'âme de ses esclaves ; mais ces sentimens
» viennent bientôt le pénétrer et l'accabler
» lui-même, et lui font ressentir des maux

» plus grands encore que ceux qu'il cause
» à la société..... Quand la terreur devient
» générale, quand un grand nombre d'hom-
» mes craignent pour leur sûreté; que le
» tyran tremble sur son trône; qu'il re-
« doute l'audace, ou plutôt le désespoir...
» Les hommes attachent d'autant moins de
» prix à leur vie, qu'ils la jugent plus mal-
» heureuse........ Voulez-vous prévenir les
» crimes et les désordres? que la liberté et
» les lumières marchent ensemble..... Les
» lois seules demeureront toutes puissan-
» tes.... Les esprits éclairés seront attachés
» à un gouvernement d'une utilité publique
» réelle. » BECCARIA.

LYCURGUE était fils de l'un des deux rois qui se partageaient le pouvoir souverain dans la ville de Sparte. Son frère aîné étant mort sans laisser d'enfant mâle, la voie du trône lui était ouverte. Cependant la reine, sa belle-mère, se trouvant enceinte, ce vertueux citoyen crut qu'il était de son devoir d'attendre les couches de celle-ci. Cette princesse, jalouse de s'attacher un homme aussi recommandable que Lycurgue, lui fit proposer sa main, et lui offrit même de mettre à mort son propre enfant, s'il voulait accepter le diadême. Mais, outre qu'un crime si horrible était incompatible avec la probité de ce législateur illustre, il aspirait à une gloire plus belle que celle de régner sur un peuple comme souverain, et, non-seulement refusa la main de la princesse, mais encore présida lui-même à l'éducation de l'enfant mâle qu'elle mit au jour, et le protégea même courageusement contre les attentats de celle-ci.

Pour une âme aussi patriotique que Lycurgue, c'était peu de refuser la main d'une princesse, et de mépriser le sceptre royal : il conçut le hardi projet de réformer totalement le gouvernement de Sparte, et de l'asseoir sur des bases purement démocratiques. Pour atteindre ce but, il s'éloigna du sein de sa patrie, voyagea successivement en Crète, en Asie, en Egypte, etc., à l'effet de s'instruire, près des hommes les plus éclairés de son temps, des institutions et des lois les plus propres à faire le bonheur d'une nation.

Revenu dans sa patrie, après ses longs et

pénibles voyages, Lycurgue s'y voit honoré d'une considération plus haute encore qu'avant son départ, et s'asseoir seul sur le trône était pour lui chose fort facile. Loin de là, cet illustre citoyen n'emploie son crédit et son éloquence que pour inspirer l'amour de la liberté à tous les Spartiates, et leur faire adopter un mode de gouvernement basé sur les droits naturels de l'homme. Ce n'était point semer dans une terre inculte : la majorité du peuple soupirait depuis long-temps après un nouvel ordre de choses.

L'orgueil et l'esprit de despotisme que les deux rois de Sparte ne cessaient de faire éclater, ne pouvaient manquer de faire naître des dissentions et des révoltes fréquentes chez un peuple aussi ami de ses libertés que les Spartiates, et l'État se trouvait menacé d'éprouver, plus ou moins prochainement, le sort d'Argos et de Messène, villes voisines de la première, non moins florissantes jadis que celle-ci, mais dont la splendeur s'était éteinte par les abus du pouvoir monarchique.

La sage prévoyance de Lycurgue sut prévenir la ruine de son pays, par la création d'un pouvoir propre à tempérer la puissance royale, et la maintenir dans les limites des lois : ce fut un sénat, composé de vingt-huit personnes prises parmi les sujets les plus recommandables de la nation, et que présidaient les deux rois.

Non-seulement le sénat était une espèce de contrepoids propre à maintenir l'équilibre entre les rois et le peuple, mais on pouvait même le considérer comme une assemblée législative et un pouvoir exécutif réunis, puisqu'il discutait les lois, et qu'il les faisait exécuter par les rois, qui étaient aussi membres de ce corps.

Après la mort de Lycurgue, le gouvernement éprouva quelque modification, ayant pour but de limiter la puissance des trente sénateurs : ce fut la création de cinq éphores, lesquels étaient élus par le peuple, dont les fonctions étaient annuelles, et dont l'autorité s'étendait jusqu'à la faculté de faire arrêter les rois et de les citer à la barre du peuple, ainsi que cela se pratiqua envers Pausanias.

Théopompe régnait à l'époque où la création des éphores eut lieu. Sa femme lui ayant reproché qu'il ne laisserait à ses héritiers qu'une royauté faible et sans puissance, ce monarque, qui pensait que l'autorité des rois n'est jamais plus assurée que quand elle repose sur des lois propres à faire le bonheur de la patrie, lui fit cette belle réponse : « Au » contraire, je la leur laisserai plus grande, » parce qu'elle sera plus durable. »

Nous voyons donc que la puissance royale était fort limitée, et que les éphores, dont l'autorité surpassait de beaucoup celle des tribuns du peuple romain, possédaient tous les moyens de n'en faire réellement qu'un simple pouvoir exécutif.

Tous les magistrats étaient tenus de venir rendre compte de leur administration au tribunal des *cinq*, et ceux-ci seuls présidaient à leur élection. Représentans de la nation, ils se considéraient comme supérieurs à tout autre ordre, et de tous les magistrats, ils étaient les seuls qui ne se levassent point à l'arrivée des rois dans l'enceinte de leur tribunal.

Lorsque les rois étaient assis sur leur trône, pour rendre justice dans les affaires qui étaient de leur compétence, ils n'étaient point tenus de se lever à l'arrivée des éphores. Nous lisons cependant, dans Plutarque, qu'Agésilas ne manquait jamais de leur donner cette marque de respect, toutes les fois qu'ils s'approchaient de son trône.

Dans la guerre, l'autorité des rois était un peu moins limitée, et ils avaient le commandement des flottes et des armées. Cependant, ils ne pouvaient agir que par un conseil d'inspecteurs et de commissaires choisis par le peuple parmi les hommes qu'il jugeait le plus opposés aux empiétemens de la royauté.

Toutes les affaires importantes de l'Etat étaient portées par-devant les sénateurs, qui les discutaient, et prenaient les décisions qu'ils jugeaient les plus favorables au bien public. Cependant, aucune de leurs décisions ne pouvait avoir force de loi que quand elle avait obtenu la sanction du peuple, entre les mains duquel existait la souveraine puissance.

Avant Lycurgue, les richesses se trouvaient concentrées entre les mains d'un très-petit nombre d'individus, tandis que le reste des citoyens ne possédaient pas, pour la plupart, un seul pouce de terre. Les fortunes excessives, l'orgueil, l'insolence, le luxe, d'un côté; de l'autre, la pauvreté, la misère, l'envie et la fraude, étaient autant d'élémens de discorde que cet illustre législateur ne pouvait manquer de songer à faire disparaître du sein de la patrie. Tel était l'ascendant de ce vertueux citoyen, qu'il parvint à persuader aux riches d'abandonner leurs terres, et à consentir à un partage égal entre tous les membres de l'Etat, à vivre tous dans une parfaite égalité, et à ne reconnaître d'autre rang que celui du mérite personnel et de la vertu.

Au partage égal des terres et autres propriétés fit suite une autre loi en vertu de laquelle tous les citoyens étaient tenus de manger en commun dans des établissemens publics, où la nourriture était la même pour tout le monde. L'amour des richesses, le luxe, la mollesse et l'orgueil, ces ennemis éternels du bonheur des peuples, reçurent par-là le dernier coup, et la plus parfaite fraternité s'établit entre tous les membres de la république.

De plus, ces établissemens étaient autant d'écoles où chacun s'exerçait à la sagesse, s'instruisait de ses devoirs, et se formait aux vertus qui ont donné dans la suite tant de splendeur à la république de Sparte.

Le sage Lycurgue ne pouvait ignorer quelle est la grande influence de l'éducation de la jeunesse sur le sort d'un Etat. Tous les enfans étaient considérés comme ceux de la patrie, et recevaient en conséquence une éducation purement nationale. Son but était de les former de bonne heure à l'amour de la liberté, à la pratique de la vertu, de la continence, de la frugalité, de la patience, de la fermeté, au métier des armes, en un mot, à tout ce qui peut donner à la patrie des générations vivaces et robustes, ainsi que de nobles défenseurs de ses intérêts et de sa gloire. Leur éducation commençait dès le berceau, et on les admettait dans les repas publics dès le plus bas âge.

Formés à une telle école, les Spartiates ne pouvaient être que des soldats aussi intrépides qu'ils étaient bons citoyens. La première, comme la plus inviolable de leurs lois, était de ne jamais fuir devant leurs ennemis, quelque nombreux qu'ils fussent, et de préférer toujours une mort glorieuse à la honte de quitter un seul instant leur poste. Ceux qui avaient fui devant l'ennemi étaient diffamés pour jamais : on les excluait de tout emploi public ; l'entrée des assemblées et des établissemens publics leur était interdite ; on leur faisait subir toutes sortes d'affronts : les femmes se fussent cru déshonorées en les acceptant pour époux.

Le même amour de la patrie animait les femmes au point de leur faire préférer, à toutes, la mort de leurs enfans à une fuite honteuse. On sait qu'il était en usage chez les Spartiates de rapporter sur leurs boucliers les braves qui étaient morts en combattant vaillamment sur le champ d'honneur. Une mère dit à son fils, qui partait pour une campagne : « *Mon fils, reviens avec ce bouclier,* » *ou sur ce bouclier;* c'est-à-dire, *sois vain-* » *queur, ou reviens mort.* » Une autre mère, à laquelle on apprenait que son fils était mort sur le champ de bataille, répondit avec le plus grand sang-froid : « *Je ne lui avais* » *donné la vie que pour la sacrifier à sa* » *patrie.* »

Après la fameuse bataille de Leuctres, où les Spartiates perdirent un si grand nombre de leurs braves, les pères et les mères de ceux qui étaient morts les armes à la main se livraient publiquement à la joie, se félicitaient les uns les autres, et couraient dans les temples remercier les dieux de ce qu'ils leur avaient accordé des enfans qui eussent su mourir glorieusement pour la patrie. Au contraire, ceux dont les enfans avaient survécu à cette funeste bataille se croyaient déshonorés, se cachaient aux yeux du public, et se montraient inconsolables.

Lycurgue voyait l'amour des lois croître de plus en plus dans le cœur des Spartiates, l'égalité régner parmi tous les citoyens, la patrie devenir de plus en plus florissante, et tout lui annonçait que ses sages institutions ne pouvaient que se maintenir et se conserver d'elles-mêmes.

Cependant, craignant toujours que des institutions et des lois, en apparence si sévères, qu'une longue expérience lui avait démontré devoir faire le bonheur de sa patrie, et la conduire au plus haut degré de splendeur, ne pussent se maintenir comme il le désirait, son cœur patriotique lui suggéra, pour en assurer la durée, un stratagême qui le rend encore plus admirable aux yeux de la postérité.

Il persuada aux Spartiates qu'il lui restait un point essentiel sur lequel il était indispensable qu'il allât consulter l'oracle d'Apollon. Mais, avant de partir, il leur fit jurer à tous qu'ils n'apporteraient aucun changement dans la forme du gouvernement, avant son retour. Chez eux le serment était inviolable.

Arrivé à Delphes, Lycurgue consulta les dieux, pour savoir si les lois qu'il avait données au peuple spartain étaient bonnes, équitables, et capables de rendre la patrie heureuse. L'oracle lui ayant répondu que tant que les Spartiates les observeraient, ils seraient le peuple le plus puissant, le plus heureux et le plus vertueux de la Grèce, Lycurgue fit transmettre cette réponse à ses concitoyens, après quoi il se laissa périr d'inanition, pour se mettre dans l'impossibilité physique de jamais retourner à Sparte, et d'obliger ainsi le peuple spartain à observer toujours les lois qu'il avait ratifiées naguère par un serment solennel.

Le gouvernement de Sparte, tel que nous l'avons vu établi sous Lycurgue, se composait, 1° d'un *sénat,* formé de vingt-huit membres élus par le peuple même, lesquels discutaient et votaient les lois; 2° du *peuple assemblé,* qui seul pouvait donner force de lois aux décisions des premiers; 3° de *deux rois,* dont la mission était de faire exécuter les lois, de distribuer la justice, de commander les flottes et les armées, d'après un conseil d'hommes probes choisis seulement par la nation. Plus tard, le peuple créa les *éphores,* magistrats annuels qui seuls élisaient tous les autres magistrats, les forçaient de venir rendre compte de leur administration par-devant leur tribunal, et pouvaient même faire emprisonner les rois, ainsi que les princes du sang qui se seraient écartés des limites des lois.

Pendant plus de cinq cents ans que ces lois furent observées, Sparte demeura la ville la plus puissante et la plus florissante de la Grèce. Telle était la sagesse de ces lois, que tant qu'elles restèrent intactes, jamais Sparte ne fut le théâtre d'aucun mouvement séditieux ; personne ne tenta de porter atteinte à la constitution de l'Etat, ou d'usurper le pouvoir royal ; jamais roi n'essaya de s'attribuer plus de pouvoir qu'il ne lui en était accordé par le peuple, et jamais non plus celui-ci ne songea à abolir la royauté, ni même à troubler l'ordre de successibilité au trône.

La raison de cette stabilité du gouvernement de Sparte, et de la grande gloire que cette ville s'acquit dans la Grèce, ne peut être attribuée, observe Platon, qu'à l'empire absolu que les lois exerçaient indistinctement sur chacun des membres de l'Etat. « Une ville » est toujours malheureuse, poursuit cet au» teur, quand ce sont les magistrats qui com» mandent aux lois, et non les lois aux ma» gistrats. » Tel fut le sort d'Argos, de Messène et de quelques autres villes de la Grèce, dont la gloire et la félicité, poursuit-il, ne tardèrent point à s'évanouir devant la hauteur des rois. Aussi, observent Plutarque et Platon, les Lacédémoniens devaient-ils regarder comme une faveur particulière des dieux, les lois sages qu'ils reçurent du vertueux Lycurgue.

CHAPITRE XXVI

SUITE DE L'AMOUR DE LA LIBERTÉ MIS EN ACTION. — AUTRE REFUS D'UNE COURONNE. — EXIL VOLONTAIRE PATRIOTIQUE. SOLON.

« Ceux qui consacrent leurs soins à la » conservation, à la défense et à la prospé- » rité de leur patrie, ont dans le royaume » céleste une place marquée, où ils goûte- » ront les délices d'un bonheur éternel; » car de tout ce qui se fait sur la terre, il » n'y a rien qui soit plus agréable au sou- « verain être qui gouverne le monde, que » les assemblées et les conseils des hommes « unis par le droit, et formant ce que nous » appelons des *cités*. »

« .... Omnibus qui patriam conservarint, » adjuverint, auxerint, certum esse in cœlo, » ac definitum locum, ubi beati ævo sem- » piterno fruantur. Nihil enim est illi prin- » cipi Deo qui omnem hunc mundum re-

» git, quod quidem in terris fiat, acceptius,
» quàm concilia cœtusque hominum jure
» sociari, quæ *civitates* appellantur. »

CICÉRON.

SOLON, qui descendait de Codrus par son père, et qui était aussi de la famille de Pisistrate par sa mère, cousine germaine de ce dernier roi, n'en fut pas moins, toute son existence, l'ami sincère des libertés publiques, et l'ennemi le plus acharné de la tyrannie. Jamais on ne le vit s'attacher à aucun maître, quelque situation brillante qu'il eût pu en espérer, et toujours il consacra à l'étude de la saine morale et de la politique, tout le temps qu'il se trouvait hors d'état d'employer, par son bras, à la défense de sa patrie. Comme Lycurgue, il voyagea longtemps pour s'instruire des lois les plus capables de rendre les peuples heureux et florissans, et chacun sait que c'est à ce sage législateur qu'Athènes fut redevable du rang éminent qu'elle occupa long-temps parmi les républiques de la Grèce. C'est dans la conduite publique et privée de ce grand homme qu'il faut chercher la preuve de sa connaissance profonde des droits de l'homme, de l'art de le rendre heureux, et de cet amour pur et sincère qu'il portait à la liberté. Voyons-en les principaux traits, ainsi que quelques-unes des sublimes maximes de ce grand philosophe.

Les Athéniens et les Mégariens se faisaient depuis long-temps la guerre la plus acharnée pour la possession de l'île de Salamine, laquelle devait assurer de très-grands avantages à celui des deux peuples qui parviendrait à s'en rendre définitivement maître. Le dernier combat qui eut lieu entre eux fut si sanglant et si funeste aux Athéniens, que ceux-ci résolurent d'abandonner l'île à leurs voisins, et arrêtèrent même la peine de mort contre quiconque oserait proposer de reprendre les armes.

Bien pénétré de la perte immense que faisait sa patrie en cédant l'île de Salamine aux

Mégariens, et combien elle perdait en même temps de sa haute prépondérance aux yeux des différentes nations de la Grèce, en abandonnant la victoire à ses ennemis, Solon soupirait ardemment après une nouvelle guerre qui pût venger l'honneur athénien.

En cette fâcheuse conjoncture, Solon trouva dans l'amour sincère dont il brûlait pour sa patrie, un moyen de la servir malgré la peine terrible qui avait été prononcée contre quiconque viendrait à proposer de reprendre les hostilités : il feignit avoir perdu entièrement l'usage de la raison, et en fit courir le bruit dans toute la ville par quelques amis dévoués.

Quand tout le monde fut bien persuadé de la folie de Solon, celui-ci apprit par cœur quelques élégies patriotiques qu'il avait composées, sortit de chez lui avec un habit tout sale et tout déchiré, un vieux bonnet crasseux sur la tête, une corde au cou, etc., et arriva dans ce bizarre accoutrement sur la place publique d'Athènes.

Un tel spectacle offert dans la personne d'un homme aussi connu et aussi recommandable que Solon, ne pouvait manquer d'exciter vivement la curiosité publique, et en peu de temps il se vit entouré d'une multitude immense de personnes. Notons en passant que le principe de la souveraineté du peuple étant en vigueur dans le gouvernement d'Athènes, et que celui-ci se trouvant alors réuni en nombre suffisant pour former une majorité, il se trouvait dans le cas de prendre soudainement une décision légale.

Entouré d'un si nombreux auditoire, Solon monte sur la pierre d'où l'on avait coutume de faire les proclamations publiques, et harangue le peuple en ces termes. « Plût aux » dieux que jamais Athènes n'eût été ma pa- » trie! Que ne suis-je né à Pholegrandes, ou » dans quelque lieu encore plus affreux et » plus barbare! Je n'aurais pas la douleur » de me voir montrer au doigt, et de m'en- » tendre dire : voilà un athénien qui s'est » honteusement sauvé de Salamine..... Ven-

» geons promptement l'affront, et reprenons » un séjour si agréable, que nos ennemis » nous retiennent si injustement. » Ce discours produisit tant d'impression sur le peuple athénien, qu'il révoqua immédiatement l'édit qu'il avait porté, prit les armes, choisit Solon pour le commander, et, peu de jours après, Salamine était rentrée sous sa domination.

Avant que Solon n'eut donné à Athènes cette forme de gouvernement libéral qui lui valut tant de gloire, il y avait dans cette ville un si grand nombre de pauvres endettés, qu'on en adjugeait tous les jours à leurs créanciers, dont ces malheureux devenaient dès-lors des esclaves que l'on soumettait aux travaux les plus pénibles, et que l'on vendait comme des bêtes de somme.

Réduits au dernier degré de misère, les pauvres, qui composaient la grande majorité de la nation, se soulevèrent en masse pour s'opposer à ce qu'aucun d'eux ne fût désormais fait esclave, et forcer les magistrats à faire de tous les biens un partage semblable à celui qui avait été fait à Sparte par Lycurgue. La sédition en était à un tel point que la ruine de l'État paraissait imminente.

Solon, dont la probité intègre était connue de tous les Athéniens, fut choisi par l'un et l'autre parti pour terminer le différend à l'amiable. On le pressa même fortement d'accepter la couronne; mais ce sage législateur la refusa opiniâtrément, et se contenta de rétablir l'harmonie parmi les citoyens.

Comme tous ses amis s'efforçaient de faire ressortir à ses yeux toutes les douceurs du diadême, et de vaincre la répugnance invincible qu'il éprouvait à s'établir le maître absolu d'un peuple qu'il ne voulait que rendre libre et heureux, il leur répondit : « La royauté est, à la vérité, un poste magnifique ; mais elle est entourée de tant de précipices, qu'il n'y a plus moyen d'en sortir dès qu'on y est entré. »

Le rôle de législateur lui fut infiniment plus agréable que le poste de roi, et il n'employa absolument la confiance publique, dont il était investi, que pour donner à sa patrie un gouvernement à l'instar de celui de l'île de Crète et de Sparte.

Telle était cependant l'inconstance du peuple athénien, qu'il se laissa subjuguer par Pisistrate, et posa sur sa tête la couronne que Solon avait si noblement refusée. Ce sage s'était opposé de toutes ses forces à l'élévation de Pisistrate au pouvoir absolu, et avait offert de le combattre les armes à la main, quoiqu'il fût son ami, et qu'il l'estimât d'ailleurs beaucoup.

Quand il vit que tous ses efforts seraient vains pour empêcher les Athéniens de s'imposer des chaînes, il alla chercher ses armes, les posa à la porte du sénat, et s'écria : « O ma chère patrie, je t'ai secourue autant que j'ai pu par mes discours et mes » actions! Les dieux sont témoins que je n'ai » rien oublié pour la défense des lois et la » liberté de mon pays. Puisque je suis le » seul qui veuille combattre le tyran, que

» tous veulent s'asservir à la volonté d'un » maître, je pars, et ne te reverrai jamais. » Adieu! ô ma chère patrie! » Solon partit en effet pour l'Égypte, où il demeura quelque temps à la cour d'Amasis.

Pisistrate, qui ne pouvait se défendre d'estimer et d'aimer Solon, lui écrivit une lettre des plus obligeantes et des plus flatteuses, pour l'engager instamment à revenir dans le sein de sa patrie, où il lui eût accordé tous les honneurs dus à son rang et à son mérite éminent. Solon lui répondit noblement qu'il préférait vivre à jamais loin de son pays et de toutes ses affections, que d'y vivre avec la douleur de le voir gouverné par le meilleur des tyrans. Pisistrate, en effet, était un prince recommandable auquel on ne pouvait guère faire d'autre reproche que celui de s'être laissé imposer la couronne par le peuple athénien, et l'on sait, qu'abstraction faite du pouvoir souverain, il faisait observer scrupuleusement toutes les lois du sage Solon.

Chacun connaît ces paroles spirituelles de

Solon : « Tous les gens de cour ne sont que
» des jetons dont on se sert pour compter ;
» ils représentent plus ou moins, selon la fan-
» taisie du monarque. »

CHAPITRE XXVII.

EXEMPLE REMARQUABLE DE TROIS CENTS HOMMES SE DÉVOUANT GAIMENT A UNE MORT CERTAINE POUR LA DÉFENSE DE LA PATRIE. — IL N'Y A DE VALEUR MILITAIRE RÉELLE QUE CHEZ LES HOMMES LIBRES. — LÉONIDAS.

« Malheur aux nations qui, cédant à l'orage,
» Laissent dans les revers avilir leur courage;
» N'osent braver le sort qui les vient opprimer,
» Et, pour dernier affront cessent de s'estimer. »
Du Belloy.

« *Dulce et decorum est pro patriâ mori.* »
Horace.

Vers l'an 480 avant J.-C., le célèbre Xercès, roi des Perses, vint attaquer la Grèce avec une armée si nombreuse, que le ciel eut été obscurci des flèches de ses soldats. Ce monarque, près d'entrer en Grèce, demanda à Démarate, l'un des rois de Sparte, lequel avait été obligé d'aller chercher un refuge dans la cour de ce souverain, s'il pensait sincèrement que les Grecs osassent l'attendre. Ce Lacédémonien, que le roi pria de lui parler sans aucune feinte, lui fit une réréponse qui mérite de figurer ici dans son entier. Nous y trouverons une nouvelle preuve du caractère magnanime des Spartiates, de leur valeur militaire, de leur parfaite soumission aux lois sages qu'ils avaient reçues de Lycurgue.

« Puisque vous l'exigez, dit Démarate, je » vais vous parler avec la dernière franchise. » La Grèce a toujours été fort pauvre, il est » vrai ; mais on lui a inculqué des principes » de vertu que cultive la sagesse et que maintiennent les lois qui la régissent vigoureusement. C'est dans la pratique de cette dernière vertu que les Grecs savent se mettre » également à l'abri des incommodités de la » pauvreté et du joug de la domination. Mais, » pour ne vous parler que de mes Lacédémo-

» niens, soyez sûr que, nés libres, et formés
» de bonne heure à l'amour de la patrie, ils
» rejeteront toujours avec dédain toute pro-
» position contraire à l'esprit d'indépendance
» dont ils sont tous animés. La Grèce entière
» les abandonnerait-elle, n'auraient-ils à
» opposer que mille soldats à vos armées in-
» nombrables, en auraient-ils encore moins,
» pas un seul d'entre eux ne se refusera de
» voler à la rencontre de vos troupes, et d'ac-
» cepter le combat. »

Xercès ne put se défendre de rire en entendant un tel discours : ce roi ne pouvait comprendre que des hommes pussent ainsi se dévouer à une mort certaine, lorsqu'étant libres et indépendans, il n'y avait point de maître qui pût les y contraindre. « Aucun
» homme ne possède de pouvoir sur eux,
» reprit Démarate; mais ils ont dans la loi
» un souverain qu'ils respectent infiniment
» plus que vos sujets ne vous craignent. Or,
» cette loi leur défend de jamais prendre la
» fuite dans le combat, quelque nombreux,

» quelque formidables que soient leurs enne-
» mis, et elle leur ordonne, en gardant leur
» poste avec intrépidité, de vaincre ou de
» mourir. »

Xercès, comme on le sait, ne pouvait pénétrer dans l'intérieur de la Grèce que par les Thermopyles. Léonidas, roi, ou plutôt l'un des premiers magistrats de la république de Sparte, fut chargé de défendre l'entrée de ce défilé à l'ennemi, et le peuple ne put lui donner que trois cents combattans. C'était les abandonner tous à une mort certaine. Néanmoins, chacun d'eux se rendit au théâtre du combat avec tout l'élan et tout le zèle qui caractérisaient les Spartiates. Léonidas n'employait d'autre voie d'encouragement à leur égard, que de rappeler combien il est beau de mourir pour sa patrie.

Pendant un dîner frugal que les trois cents Spartiates firent à la vue de l'ennemi qui s'approchait des Thermopyles, Léonidas, qui était bien persuadé qu'ils ne pouvaient ni vaincre ni fuir, leur adressa avec joie ces paroles, qui nous peignent si énergiquement l'héroïsme d'un vrai patriote : « Dînez, mes » amis, nous souperons, ce soir, tous ensem- » ble dans le royaume de Pluton. »

Quelqu'un venant annoncer à ces braves que l'armée des Perses était si nombreuse que le soleil serait obscurci de leurs flèches, tous répondirent avec leur noble chef : « Tant » mieux ; nous combattrons dans l'ombre. »

Xercès ayant écrit à Léonidas qu'il eût à lui livrer ses armes, celui-ci ne lui fit d'autre réponse que ces paroles laconiques : « Viens » les prendre. » Et le roi ne tarda pas, en effet, à arriver.

Les trois cents Lacédémoniens tinrent parole. Tous se battirent avec un acharnement que nulle expression ne saurait rendre. Mais, quelle que fût leur intrépidité, il fallut succomber devant la force majeure qui les attaquait ; et tous avec leur chef, accablés plutôt que vaincus, périrent sans avoir cédé un seul pouce de terrain, à l'exception d'un seul qui crut devoir se sauver à Lacédémone, pour porter à sa patrie des nouvelles de ses co-militaires; mais il y fut accueilli et traité comme un lâche, comme un traître à son pays.

On éleva dans la suite, à l'endroit même du dévoûment héroïque des trois cents Spartiates, un superbe tombeau propre à en éterniser la mémoire, et sur lequel on lisait cette simple, mais majestueuse inscription : « Passant, va annoncer à Lacédémone que nous » sommes morts ici pour défendre ses saintes » lois. »

Dic, hospes, Spartæ, nos te hìc vidisse jacentes,
Dùm sanctis patriæ legibus obsequimur.

Cic.

CHAPITRE XXVIII.

QUELQUES CONSIDÉRATIONS SUR LE CARACTÈRE, LES MŒURS ET LA POLITIQUE DES ANCIENS ROMAINS, PENDANT LE TEMPS QU'ILS VÉCURENT SOUS L'EMPIRE DE LA LIBERTÉ ET DES LOIS. — PRINCIPALES SOURCES DE LA GRANDEUR ET DE LA GLOIRE DE CE PEUPLE.

« Il est visible que ce furent les grandes » et solides vertus établies dans Rome dès » sa naissance, toujours cultivées de plus en » plus, et infiniment accrues dans la suite » des siècles, qui la rendirent victorieuse » et maîtresse de l'univers : car, selon la » judicieuse remarque de Denys d'Halicar- » nasse, c'est une loi immuable et fondée » dans la nature même, que ceux qui sont » supérieurs en mérite le deviennent aussi » en pouvoir et en autorité, et que les peu- » ples qui ont plus de vertu et de courage » l'emportent tôt ou tard sur ceux qui en ont » moins..... L'époque de l'expulsion des » rois et de l'établissement de la liberté à

» Rome est la base de la plus fameuse répu-
» blique qui ait jamais existé : c'est la source
» de ses beaux jours, et de tout ce qu'on
» a admiré en elle de plus grand et de plus
» merveilleux. »

ROLLIN.

JAMAIS le monde ne nous a offert l'exemple d'une nation dont la splendeur, les vertus militaires, la puissance et l'amour sincère de la patrie, se soient maintenus pendant une si longue suite de siècles que chez le peuple romain. Resserré d'abord au nombre de quelques milliers d'individus, dans un petit coin de l'Italie, on vit venir se ranger successivement sous l'empire de ses lois tutélaires toutes les autres provinces de cette contrée, l'Afrique, l'Asie, et même les pays les plus septentrionaux de l'Europe. C'est de la sagesse de ce peuple que sont sortis ces principes sublimes de législation qui ont servi de base à la confection des Codes modernes que nous estimons le plus ; c'est dans l'histoire de ce peuple, qui ne cessera jamais de faire l'admiration de l'univers entier, que le philosophe, le moraliste, le publiciste, l'homme d'état, le poète, le guerrier, vont chercher leurs plus belles inspirations ; c'est par la lecture des actes édifians de justice, de probité, de dévoûment patriotique et de vertus de tous genres qu'il nous offre, que les nations éclairées espèrent encore aujourd'hui former leurs enfans à l'amour du bien et à la pratique des devoirs sociaux; c'est, en un mot, une école éternellement établie parmi les hommes, leur offrant l'exemple le plus frappant de tout ce que la nature humaine comporte de plus beau, de plus grand, de plus noble et de plus généreux. Que les ambitieux, les imposteurs, les faux dévots, les despotes et les tyrans, ces éternels ennemis des lumières et du genre humain, ravissent aux nations tout moyen d'instruction et de perfectionnement, jusqu'à la liberté de la presse, l'étendard de la liberté n'en flotterait pas de moins un jour dans tous les points de l'univers, si la lecture de l'histoire romaine, telle qu'elle fut écrite par les auteurs véridiques, pouvait devenir universelle, et former la base de l'éducation de nos enfans. « C'est, dit Cicéron, une peinture exquise de mœurs et de vertus patriotiques..... Non-seulement nous négligeons de ranimer ses vives couleurs, mais nous ne songeons même point à en conserver le dessein et les traits caractéristiques.... C'est par la corruption des mœurs que s'est effacé le souvenir de notre ancienne gloire, et que celle-ci s'est flétrie. Aussi, de ce parfait modèle de gouvernement, qui jadis nous faisait tant estimer, nous n'avons plus qu'un vain fantôme de république..... Notre gouvernement ne devait sa stabilité qu'aux mœurs de nos pères, au respect que tous professaient pour nos lois saintes, à l'exemple des plus belles vertus offertes par nos grands hommes. »

Moribus antiquis res stat romana, virisque.

ENNIUS.

Les historiens qui se sont le plus adonnés à la recherche des causes de la puissance et de la gloire du peuple romain, s'accordent tous à la faire consister dans la forme de son gouvernement, qui était éminemment démocratique, même sous les premiers rois; dans les liens étroits qui unissaient entre eux les différens ordres de l'Etat; dans la sagesse des délibérations au sénat; dans le soin éclairé que prenait le peuple de ne ratifier que les décisions favorables au bien public; dans la modération réciproque des sénateurs et des plébéiens dans leurs disputes, et dans la disposition constante des premiers à céder aux défenseurs des intérêts du peuple, dès l'instant où il était démontré que l'exigeait le salut de l'Etat; dans des lois justes, équitables, en harmonie avec les droits naturels de l'homme, et auxquelles se soumettaient scrupuleusement les premiers rois, les consuls, le sénat, les tribuns, la nation entière; dans un souverain respect pour la divinité, et un esprit sincère de religion, laquelle sanctionnait les droits de l'homme, et prêchait les vertus sociales et civiques ; dans un attachement inviolable à la liberté, une application constante à en étendre les droits, et une haine implacable au pouvoir absolu ; dans l'honneur que tous accordaient à la simplicité des mœurs, à la pauvreté, à la frugalité, au travail, à l'industrie et surtout à l'agriculture ; dans la grande ardeur avec laquelle les tribuns du peuple s'opposèrent toujours aux prétentions des ambitieux que l'on voyait quelquefois surgir du sein du sénat ; dans cette valeur et cette intrépidité dans le combat qui rendaient toujours leurs légions invincibles ; dans la plus parfaite modération dans leurs victoires, et la plus grande constance dans l'adversité ; dans l'incorporation des peuples vaincus à la république, dont ils devenaient dès lors des citoyens libres et indépendans.

CHAPITRE XXIX.

LE DESPOTISME ET LA TYRANNIE MIS EN ACTION. — LEURS TRAITS LES PLUS SAILLANS. — QUELLES SONT LEUR POLICE ET LEUR JUSTICE. — CONSPIRATIONS. — TARQUIN-LE-SUPERBE.

« Selon nous, concentrer le gouverne» ment dans un seul homme, c'est s'exposer » aux erreurs et aux passions d'un individu. » Le génie des nations peut donc être con» sidéré comme une *cause* ou comme un *ef-* » *fet;* c'est qu'il est tour à tour l'un et l'au» tre : il pourrait être représenté sous l'em» blême connu du *serpent qui mord sa queue.* » Le temps est arrivé, sans doute, où l'on » pesera en sage observateur, plutôt sur le » génie des nations, que sur les faits, par» ce qu'il est survenu partout des revolu-

» tions et des vicissitudes qui ont découvert
» à nud le génie national.

MERCIER, membre de l'Instit.

ROME, qui fut d'abord une monarchie tempérée par le sénat et les assemblées du peuple, n'en était encore qu'à son septième roi, Tarquin-le-Superbe, et déjà elle gémissait sous les chaînes du plus affreux despotisme. S'étant élevé au trône contre l'assentiment du sénat et du peuple, la manière dont ce prince s'y comporta lui valut, à tous égards, le surnom de *Superbus,* épithète dont se servaient les Latins pour exprimer l'idée d'orgueil et de cruauté réunis.

A peine il eut ceint le diadême, qu'il affecta un air de hauteur et de faste des plus révoltans, non-seulement envers le peuple, mais encore envers les sénateurs qui avaient le plus favorisé son élévation. L'équité, les lois et les institutions les plus sages furent foulées aux pieds, et il ne connaissait d'autre règle de sa conduite que sa volonté souveraine.

Un tel despotisme ne pouvait faire trouver une garde à Tarquin dans le cœur des Romains, et il s'en choisit une fort nombreuse parmi tout ce qu'il y avait de plus immoral dans Rome. Armés de piques et de lances, ses satellites faisaient jour et nuit sentinelle autour de son palais, et l'accompagnaient partout où il portait ses pas. Rarement il se montrait en public, et jamais à des jours fixes. Il tenait presque toujours ses conseils dans l'intérieur de son palais, avec ses affidés amis, et ne consultait en aucune affaire ni le sénat, ni le peuple. Nul ne pouvait approcher de sa personne, s'il n'y avait été expressément appelé. Ceux qui étaient admis en sa présence, loin de recevoir un accueil favorable, n'en obtenaient souvent qu'un regard sinistre et des paroles menaçantes : il voulait régner par la terreur.

Poursuivi par l'opinion publique, qui se prononçait de plus en plus fortement contre lui, il crut devoir essayer d'intimider le peuple par la vue des châtimens et des supplices. Il trouva dans ses vils affidés de faux témoins et des accusateurs disposés à faire condamner devant son tribunal de sang tout ce que Rome possédait de plus distingué, tant par le talent, que par la probité et les vertus patriotiques. Il fit d'abord condamner à mort tous ceux qui avaient laissé éclater leur indignation au sujet du meurtre horrible de Servius, ce roi, ou plutôt ce magistrat, ce citoyen romain, qui faisait les délices du peuple par son amour sincère du bien public et de la liberté de tous. Vint ensuite le tour des citoyens qui marquaient le moindre mécontentement pour ses injustices atroces, et qui ne venaient point courber servilement la tête sous son sanglant despotisme. Les plus riches habitans de la ville devinrent aussi victimes de sa basse envie et de sa sordide avarice. Tous ceux dont il était jaloux de se défaire lui étaient déférés par ses affidés, comme coupables de quelque crime, et particulièrement comme ayant voulu attenter à ses jours. Sur les accusations les plus vagues, il envoyait les uns au supplice, les autres à l'exil, et s'emparait de leurs biens, dont il laissait une portion à leurs délateurs et à leurs accusateurs. Ce monstre finit même par abandonner toute forme de procédure, et les plus paisibles citoyens se voyaient massacrés dans le sein de leur famille, ou arrachés de leur demeure par des sicaires qui allaient les immoler dans l'ombre.

Un grand nombre de citoyens se condamnèrent volontairement à l'exil pour ne pas tomber sous les coups meurtriers du tyran; en peu de temps la ville se trouva privée de ses plus recommandables habitans, et le sénat horriblement décimé. Tarquin se gardait bien de remplacer le vide que ses injustices et ses cruautés avaient opéré dans ce corps auguste, espérant par-là lui ôter toute son influence, le mettre hors d'état de se plaindre, et pouvoir ainsi gouverner de la manière la plus absolue : guerre, paix, traités d'alliance, etc., ce despote avait tout envahi, et ne régnait qu'en vertu de sa volonté suprême.

La réunion d'un certain nombre de citoyens, soit à la ville, soit à la campagne, portait ombrage à ce tyran farouche : les jeux, les fêtes et les sacrifices furent interrompus, de peur que les citoyens réunis en trop grand nombre, ne formassent quelque complot contre son odieuse personne. Il prit surtout soin que les sujets d'une même curie ne se réunissent jamais ensemble.

Un tel despote ne pouvait se passer d'une police inquisitoriale et provocatrice, et il organisa une légion d'espions pris parmi les étrangers, la fange du peuple et les esclaves. Se glissant dans toutes les sociétés, parmi tous les entretiens, à chaque coin des rues, ils épiaient les conversations des citoyens, la moindre de leurs réflexions, leurs gestes, et jusqu'à leur silence, qu'ils interprétaient à leur guise, et dont ils rendaient tous les jours compte au tyran dans les ténèbres de son palais. Feignant, à l'occasion, les sentimens les plus patriotiques, ils s'exhalaient en plaintes en apparence des plus sincères et des plus amères sur les maux qui pesaient sur la nation, et si ce rôle infernal faisait pousser le moindre soupir à quelque Romain vertueux, il était incontinent dénoncé au tyran comme un conspirateur dangereux, et traité en conséquence. S'ils portaient envie à la fortune, à la considération, à la probité, au mérite de quelque citoyen, on était sûr de le voir figurer sur la liste des suspects. Cette classe d'êtres ignobles qui se trouvaient présens partout, quoique partout invisibles, étaient les seuls envers lesquels Tarquin se montrât généreux, et il les gratifiait constamment d'une partie considérable des dépouilles des nombreux citoyens qu'ils avaient su faire exiler ou conduire au supplice.

Tarquin fit néanmoins la réflexion que l'exil, les exécutions sanglantes, les supplices les plus terribles, une police inquisitoriale, des édits contre les réunions publiques étaient des moyens insuffisans pour soutenir long-temps son injuste pouvoir, et il crut devoir l'appuyer sur la protection de l'étranger. Pour cette fin, il commença par rechercher l'alliance d'un des principaux habitans de l'Italie, Octavius Mamilius, auquel il donna sa fille en mariage, alliance qui lui procura en effet des liaisons avec les plus puissans de la contrée. C'est ici le lieu de rapporter cette belle réponse que fit le sage Solon à Périandre, tyran de Corinthe, lequel lui avait écrit une lettre pour le prier de vouloir bien lui donner quelques conseils sur les moyens de pouvoir se mettre à l'abri des dangers auxquels l'exposait le pouvoir illégal qu'il exerçait sur les Corinthiens.

« Vous m'écrivez, dit ce sage de la Grèce, » qu'un grand nombre de personnes conspi- » rent contre vous. Quand vous enverriez tous » vos ennemis à la mort, vous n'en seriez » pas plus avancé. Ceux qui vous paraissent » les plus dévoués seront les premiers à vous » dresser des embûches. C'en sera un qui

» craindra pour sa sûreté; un autre qui ne » pourra supporter la défiance qui vous entoure; un troisième qui ne sera guidé que » par l'amour de la patrie. Le meilleur con- » seil que je puisse vous donner, c'est de re- » noncer pour jamais à la tyrannie. Si vous » n'êtes pas capable de prendre un semblable » parti, entourez-vous de troupes étrangères, » assez nombreuses pour tenir le peuple en » respect. »

Forger des conspirations, est un art dans lequel on sait qu'excelle toujours le despotisme inquiet. Parmi les nombreuses conceptions de ce genre, sorties du génie infernal de Tarquin, il en est une qui mérite de figurer ici. Elle nous fera voir quelle circonspection les juges doivent apporter dans leurs décisions, toutes les fois qu'ils ont à prononcer sur le sort de citoyens traduits devant eux pour crime de lèze-majesté, notamment quand cette majesté est un despote, si toutefois un despote à des juges.

Peu de temps après que Tarquin eut conclu des traités d'alliance avec les principales villes voisines de Rome, les Sabins, ces ennemis secrets des Romains, espérant beaucoup de l'impopularité de ce roi, ou plutôt de la haine qu'on lui portait généralement, rompirent ouvertement la paix, et Tarquin se disposa à les aller combattre avec tous ses alliés. En conséquence, il convoqua une assemblée de toutes les villes latines avec lesquelles il avait fait alliance, laquelle devait se tenir à Férentin, et être présidée par lui. Tous les députés s'y rendirent au jour et à l'heure déterminés par Tarquin; mais ce despote, qui, en nulle occasion, ne pouvait se dépouiller de l'orgueil qui le dominait, s'y fit attendre près d'une demi-journée. Cette conduite hautaine ne pouvait manquer de blesser les députés, et elle produisit surtout le plus vif mécontentement chez Turnus Herdonnius, envoyé d'Aricie, personnage d'une âme aussi fière qu'il était riche, puissant, et considéré parmi les Latins.

A l'arrivée de Tarquin, tous les autres députés se levèrent pour le saluer; mais Turnus sortit brusquement après une courte altercation.

Ce fier despote n'était pas homme à souffrir patiemment une telle insulte, et il conçut sur-le-champ un projet de vengeance qui était bien en harmonie avec son caractère farouche. Il suborna plusieurs domestiques de Turnus, fit introduire secrètement des armes en grande quantité dans la maison de celui-ci, en fit faire le lendemain la visite en présence de tous les députés, et trouva le moyen de leur persuader que ce prince conspirait contre la vie d'eux tous. En conséquence, Turnus est conduit pieds et mains liés par-devant son tribunal, condamné à mort du consentement unanime de ceux-ci, et précipité sur-le-champ, tout vivant, dans un abîme affreux. Pour prix de cette horrible calomnie, le tyran fut reconnu souverain de toutes les villes représentées dont il venait de sauver les chefs, et il marcha avec leurs forces contre les Sabins et les Volsques, sur lesquels il remporta une victoire complète.

Éprouvant de la difficulté à s'emparer de Gabies, il en leva le siége, et recourut, pour s'en rendre maître, à une ruse infernale, bien propre à faire voir dans tout son jour l'horrible hypocrisie qui caractérise les despotes et les tyrans.

Sextus, l'aîné de ses trois fils, se rendit, par son ordre, près des principaux de Gabies, et leur tint ce langage : « Gabiens, exposé
» à chaque instant à périr sous les mains
» cruelles de mon père, j'ai trouvé le moyen
» de m'échapper secrètement, et viens vous
» demander un asile. Si vous me le refusez,
» je parcourrai successivement toutes les
» villes de l'Italie, jusqu'à ce que j'aie trouvé
» un peuple assez généreux pour défendre
» les enfans contre les cruautés de leur père.
» Peut-être ma main ne sera-t-elle pas inutile
» à ceux qui voudront bien me prendre sous
» leur protection. »

Les Gabiens, qui connaissaient toute la

barbarie de Tarquin, n'eurent pas de peine à se laisser prendre à cette fourberie, et donnèrent protection à Sextus. Celui-ci en agit envers eux avec tant d'art et de ruse, il manifesta un attachement en apparence si sincère à leurs intérêts, que, non-seulement ils ne conçurent aucun soupçon sur sa bonne foi, mais encore le choisirent pour leur général en chef; car il avait poussé la dissimulation jusqu'à combattre vaillamment dans leurs rangs, et leur faire même remporter plusieurs victoires importantes : il était courageux et habile dans l'art de la guerre.

Quand Sextus jugea que le temps de recueillir le fruit de toutes ses fourberies était arrivé, il dépêcha secrètement un homme à son père pour l'informer de la position dans laquelle il se trouvait, et lui demander conseil sur la conduite qu'il devait tenir. Ce tyran, ne voulant pas confier sa pensée à l'envoyé, le conduisit dans son jardin, où il y avait beaucoup de pavots en fleurs, et là, pour toute réponse, il se mit à abattre, d'une baguette qu'il tenait en main, les sommités des pavots les plus élevés, et renvoya celui-ci, après avoir fait quelques tours de jardin.

Les scélérats se devinent toujours facilement, et cet acte du père fut pour le fils l'ordre de faire tomber la tête des principaux citoyens de Gabies : celui-ci l'exécute, et livre ainsi la ville au premier.

CHAPITRE XXX.

LA LIBERTÉ NAIT DES EXCÈS DU DESPOTISME. — ABOLITION DE LA ROYAUTÉ CHEZ LES ROMAINS. — MORT DE LUCRÈCE. — BRUTUS.

Nous avons fait, Arons, en lui rendant hommage,
Serment d'obéissance, et non pas d'esclavage.
. . . .
Songez qu'en ce lieu même, à cet autel auguste,
Devant ces mêmes Dieux, il jura d'être juste.
De son peuple et de lui tel était le lien:
Il nous rend nos sermens lorsqu'il trahit le sien;
Et dès qu'aux lois de Rome il ose être infidèle,
Rome n'est plus sujette, et lui seul est rebèle.
. . . .
Le sang qui regorgea sous ses mains meurtrières
De notre obéissance a rompu les barrières.
Sous un sceptre de fer tout ce peuple abattu,
A force de malheurs a repris sa vertu.
Tarquin nous a remis dans nos droits légitimes;
Le bien public est né de l'excès de ses crimes.

VOLTAIRE.

UNE scène nouvelle, et bien moins affligeante, va nous être offerte par le peuple romain : l'expulsion du tyran, et le recouvrement de la liberté assise plus que jamais sur l'empire des lois les plus sages.

Junius Brutus se distinguait à la fois par son esprit et sa grandeur d'âme, qualités naturelles auxquelles l'excellente éducation qu'il avait reçue de son père, M. Junius, l'un des Romains les plus estimés de son temps, ne laissait pas de donner un nouveau lustre. Ayant vu son père, son frère aîné, et les principaux citoyens romains tomber sous la hache du sanguinaire Tarquin, et ne pouvant se former un parti assez nombreux pour délivrer son pays de ce monstre, il prit, tant pour méditer librement sur les moyens de rendre un jour cet important service à sa patrie, que pour échapper à la férocité du despote, un parti auquel l'esprit humain ne pourrait jamais croire, si l'on ne savait tout ce qu'est capable d'opérer le vrai patriotisme chez des âmes aussi vertueuses et aussi héroïques que l'immortel Brutus : celui de feindre l'aliéné avec une constance inconcevable, pendant près de vingt-cinq ans, et de se voir exposé, pendant un temps si considérable, à tous les genres d'humiliations, tant à la ville qu'à la cour, où il servait même de jouet et de bouffon au roi ainsi qu'à ses pervers enfans. Enfin, s'offrit à lui l'heureuse occasion de sauver sa patrie, et il la trouva, comme nous allons le voir, dans un crime atroce commis par ce même fils du tyran que nous avons vu faire décimer les principaux habitans de la ville de Gabies : Sextus Tarquinius.

Un grand nombre des citoyens qui avaient été condamnés à l'exil par Tarquin, s'était retiré dans Ardée, ville très-riche, et capitale du pays des Rutules. Sous le prétexte de se venger du prétendu outrage que les Rutules lui avaient fait, en donnant retraite aux malheureux Romains qu'il avait condamnés à vivre loin de leur patrie, et plus encore dans l'espérance de s'emparer de leurs richesses, le despote alla faire le siége de leur ville. L'exemple de corruption et de débauche offert sans cesse à l'armée romaine par les fils de Tarquin, et les nombreux jeunes gens qui les entouraient, avait tellement énervé les soldats, que l'on ne put triompher des Rutules. Le siége avait lieu depuis fort long-temps, et le roi lui-même ne montrait que fort peu d'empressement à le poursuivre. Le loisir que laissait un si long siége était consacré aux festins, aux divertissemens, et souvent aux orgies les plus révoltantes.

Un jour que ces princes étaient à souper chez Sextus-Tarquin, avec Collatin et quelques autres jeunes gens, la conversation vint à tomber sur le compte de leurs femmes. Chacun prétendait que la sienne l'emportait en mérite sur celle des autres, et lui prodiguait les plus grands éloges : « Pourquoi tant » de discours? dit Collatin : il ne tient qu'à » vous de vous assurer de vos propres yeux » de la préférence que mon épouse Lucrèce » doit obtenir sur les vôtres. Nous sommes » jeunes : montons à cheval, et courons les » surprendre ; nous n'avons pas de moyen » plus assuré de terminer notre dispute, que

» l'état où nous les trouverons dans un temps » où certainement elles sont loin de se dou- » ter de notre arrivée. » L'offre est acceptée, et ils partent, après être convenus que celle qu'ils trouveront occupée de la manière la plus convenable à son sexe, et la plus utile, sera jugée surpasser toutes les autres en mérite.

Arrivés à Rome, ils trouvent les femmes des jeunes Tarquins au milieu d'une nombreuse société, se livrant aux plaisirs de la table et autres genres de divertissemens. Lucrèce demeurait à Collatie : ils s'y rendent immédiatement. Quelle fut leur surprise de trouver cette vertueuse Romaine enfermée avec ses femmes dans le fond de sa maison, s'occupant courageusement de différens ouvrages en laine fort utiles! D'un commun accord, elle fut jugée l'emporter sur toutes les autres, et les époux retournèrent à Ardée, après avoir reçu de celle-ci l'accueil le plus poli, le plus honnête et le plus décent.

La vertu de Lucrèce, si propre à inspirer

le respect à toute âme honnête, ne produisit d'autre effet que de faire naître la passion la plus brutale dans le cœur de Sextus-Tarquin; et ce prince corrompu conçut le projet de l'assouvir à quelque prix que ce fût. En conséquence, il revint à la maison de campagne de celle-ci, quelques jours après l'avoir quittée, et y obtint la réception que semblaient commander son rang, et plus encore l'amitié sincère qu'il paraissait porter à Collatin, son époux. Lucrèce est même si éloignée de soupçonner en lui aucun dessein criminel, qu'elle consent à le laisser coucher dans sa maison.

Dans le silence de la nuit, Sextus-Tarquin, abusant lâchement de l'hospitalité qui lui était accordée par l'innocence, se précipite subitement dans l'appartement de l'épouse de son ami, se dirige vers sa couche, et lui exprime avec tout le feu qui le caractérisait, la flamme impure dont il brûlait ardemment pour elle depuis l'instant où il avait été à même d'apprécier ses rares vertus. L'horreur avec laquelle elle le repousse ne sert qu'à irriter encore les désirs de Sextus, à rendre ses instances plus vives et plus pressantes; mais le cœur de Lucrèce reste inaccessible à toutes ses supplications humbles.

Indigné qu'une femme puisse lui résister, lui, héritier présomptif du trône, S. Tarquin se dispose à égorger Lucrèce de sa propre main, en la menaçant de placer auprès d'elle, dans son lit, un esclave également égorgé, à l'effet d'aller publier en tous lieux qu'il les avait surpris l'un et l'autre *flagrante delicto*, et qu'indigné à la vue de la conduite infâme de l'épouse de son ami, il les avait tués pour venger l'honneur de celui-ci. Epouvantée, plus par la crainte du déshonneur que par celle de la mort, Lucrèce sent sa fermeté l'abandonner : elle s'évanouit, et tombe en la puissance de Sextus. Celui-ci se précipite sur cette épouse vertueuse, satisfait sa honteuse passion, et retourne immédiatement au camp.

A peine le jour commence à luire, que Lucrèce, plongée dans la douleur et le désespoir le plus accablant, dépêche un exprès vers son père et son mari, pour les prier de se rendre de suite auprès d'elle, chacun avec un ami fidèle. Tous deux s'empressent de se rendre à son invitation, et ils arrivent, le premier, avec Valérius, qui se rendit ensuite si célèbre sous le nom de Publicola; le second, avec Junius Brutus.

Quel fut leur étonnement de trouver Lucrèce baignant dans un torrent de larmes! « Eh quoi! lui dit son mari, quel accident a » pu vous arriver? — Quel bien reste-t-il à une » femme, s'écrie Lucrèce, lorsqu'elle a perdu » l'honneur? Collatin, un audacieux a souillé » votre épouse. Mais ma mort prouvera que » mon corps seul a été profané, et que mon » cœur n'a pas perdu son innocence. Jurez-» moi que vous me vengerez d'une manière » éclatante du monstre qui a porté une main » sacrilége sur mon sein. Un hôte perfide, » l'infâme S. Tarquin, eut l'audace de me » ravir l'honneur la nuit précédente, et s'é-» chappa de la maison avec toute la joie d'un » triomphateur. Mais si le sang romain coule

» encore dans vos veines, vous ne pouvez
» tarder à changer sa joie impie en la plus
» affreuse désolation. »

Tous font le serment solennel de la venger selon son gré, et s'efforcent de la détourner de son affreux projet, en lui prodiguant les plus douces consolations. « Il n'y a, lui di-
» sent-ils, que le cœur qui puisse se rendre
» coupable : le vôtre est resté innocent; et vous
» n'êtes pas moins vertueuse qu'avant la pro-
» fanation de votre corps. — Oui, dit-elle, je
» suis innocente du crime ; mais je n'en dois
» pas moins mourir : nulle femme adultère
» ne pourra s'autoriser de l'exemple de Lu-
» crèce pour survivre à son crime. » A peine elle a prononcé ces mots, que, saisissant un poignard qu'elle avait soigneusement caché sous sa robe, elle se l'enfonce profondément dans le cœur, et expire.

A ce spectacle horrible, tous poussent un cri d'effroi. Mais bientôt Brutus, jugeant que verser des larmes désormais inutiles était un temps perdu pour le bien de la patrie, arra-

che le poignard du sein de Lucrèce, et le levant tout sanglant, s'exprime en ces termes : « Par ce sang si pur et si chaste avant
» qu'il eut été souillé par Tarquin, à la face
» de tous les Dieux, je jure qu'armé du fer
» et du feu, je vengerai l'honneur de Lucrèce
» sur le tyran et toute sa race criminelle. Je
» jure que jamais je ne souffrirai que Rome
» soit désormais gouvernée par un roi.»

Le corps de Lucrèce est porté encore tout sanglant dans la place de Collatie, et exposé à la vue du peuple, que ce spectacle fait frémir d'horreur, surtout quand il connaît la cause de la fin fatale de cette vertueuse romaine. Le signal de la vengeance est donné, et Brutus, accompagné d'un grand nombre de jeunes gens, se dirige vers Rome, les armes à la main.

Arrivé sur la place publique de Rome, Brutus, auquel la qualité de capitaine des gardes donne le droit de convoquer le peuple, en use sans perdre un seul instant, et improvise un discours aussi pathétique que laconique et parfaitement raisonné, tendant à faire lever celui-ci en masse contre la famille de Tarquin, dont il résume les crimes et les injustices atroces : le déshonneur de Lucrèce par le brutal Sextus ; la fin déplorable de cette femme, ornement de son sexe ; la douleur inconsolable de Lucrétius, son vénérable père ; celle de l'illustre Collatin ; l'orgueil, l'avarice et les cruautés inouïes de Tarquin ; le mépris souverain qu'il manifeste pour les citoyens, en les forçant à travailler à ses bâtimens comme de vils esclaves ; le meurtre horrible du roi Tullius ; l'exécrable impiété de Tullie, dont le despote avait perverti le cœur jusqu'à la porter à faire passer cruellement ses chevaux et sa voiture sur le corps sanglant de son père ; des milliers de citoyens recommandables gémissant loin du sein de leur patrie ; la plus magnanime des nations accablée sous les chaînes du plus vil et du plus corrompu des tyrans ! Le peuple est frappé de surprise à la vue de la sagesse de Brutus, qu'il avait jusque-là considéré comme imbécile, il le couvre d'applaudissemens. L'expulsion des Tarquins est unanimement prononcée, et l'on dévoue aux furies infernales quiconque essaierait de les ramener dans Rome, soit par ses actions, soit par ses discours.

Averti de cette révolution, Tarquin quitte Ardée, et vole vers Rome; mais il en trouve les portes fermées, et on lui signifie le décret de son exil. Il retourne promptement à son armée; mais le peu de temps qu'il avait mis pour faire le voyage avait suffi au vigilant Brutus pour la préparer contre son despote, et il y est reçu par une haie de piques. Cependant on lui laisse la vie, et l'on se contente de l'exil perpétuel prononcé contre lui et ses enfans. Sextus Tarquin se retire à Gabies, et le père, accompagné de sa femme et de ses deux autres fils, va demander un asile aux Étrusques, l'obtient, et se fixe dans Cérée, ville capitale de ce peuple.

Le peuple légalement assemblé, le sénat et l'armée ayant fait le serment solennel, non-seulement de ne jamais se laisser gouverner par les Tarquins, mais encore par un autre roi, l'on établit une nouvelle forme de gouvernement, dont voici les principales dispositions :

Il fut statué que le pouvoir exécutif reposerait entre les mains de deux magistrats annuels, que l'on désigna sous le nom de *consuls*, mot auquel les Romains attachaient le sens d'un homme *qui a soin*, qui *surveille*, pour signifier que leur premier devoir était de se consacrer au bien public. Leur élection appartenait au peuple.

Le sénat fut conservé, complété et remis sur son ancien pied. Toutes les questions d'état étaient portées dans son sein ; mais ses décisions n'avaient force de lois que quand elles avaient été ratifiées par le peuple assemblé.

Les consuls étaient considérés comme les deux premiers magistrats du peuple romain ; ils convoquaient le sénat et assemblaient le peuple, administraient la justice, levaient des armées et nommaient les officiers, commandaient les troupes, faisaient des traités d'alliance et de paix, c'est-à-dire qu'ils réunissaient presque toutes les prérogatives de la royauté. Cependant, se trouvant au nombre de deux, n'étant qu'annuels, et forcés de venir rendre compte de leur administration devant l'assemblée du peuple, Rome n'avait rien à redouter de la puissance qu'elle leur conférait. D'ailleurs les Romains ne tardèrent pas à améliorer leur constitution, et à l'asseoir sur des bases non moins démocratiques que chez les Lacédémoniens. La création des tribuns, dont les fonctions étaient à peu près les mêmes que celles des éphores à Sparte, doit surtout être considérée comme la sauve-garde de leur liberté, et le plus puissant élément de la grandeur à laquelle ils se sont élevés. Tant que le peuple romain en respecta les principes, il ne fit que croître en puissance, en gloire et en vertus de tous genres; mais dès l'instant où l'ambition armée l'eut placé sous le joug du despotisme, sa splendeur, ses vertus et toutes les autres qualités brillantes qui en faisaient la première nation du monde, vinrent se perdre pour jamais dans la corruption qu'entraîne nécessairement le pouvoir sans bornes. « Lorsque la république, dit Rollin, » après Salluste, se fut accrue par de laborieux efforts et par la justice; que des rois » puissans eurent été vaincus dans la guerre; » que des nations fécondes et des peuples » fort nombreux eurent été soumis par la » force; que Carthage, la rivale de Rome, » eut été ruinée de fond en comble; en un » mot, que par terre et par mer tout eut été » assujéti à l'empire romain, il se fit une » révolution étonnante dans tous les corps » de l'état. Ceux que ni les travaux, ni les » dangers, ni tant d'adversités n'avaient pu » vaincre, succombèrent à la douceur du » repos et aux attraits de l'abondance et de » la prospérité. *L'avarice et l'ambition*, » sources funestes de tous les maux, s'accrurent à proportion que la puissance de » Rome prit de nouveaux accroissemens. » L'avarice bannit de la république la bonne

» foi, la probité et toutes les autres vertus,
» et substitua à leur place l'orgueil, le faste,
» le mépris des dieux, et un commerce
» honteux qui mettait tout à prix et vendait
» tout. L'ambition, de son côté, introdui-
» sit la dissimulation, la fourberie, et bien-
» tôt après, les violences, les cruautés, les
» meurtres..... Ce furent toutes ces causes
» de corruption qui causèrent la perte de la
» liberté et la décadence de l'empire. »

Les deux premiers consuls furent J. Brutus et T. Collatin, dont l'élection eut lieu l'an 244 de la fondation de Rome par Romulus.

CHAPITRE XXXI.

LA TYRANNIE ET LE PATRIOTISME MIS EN ACTION ET EN PARALLÈLE. CORRUPTION ET INCAPACITÉ DES COURTISANS DU DESPOTISME, COMPARÉES AUX VERTUS DES CITOYENS. — CONSPIRATION DES TARQUINS CONTRE LA LIBERTÉ DE ROME. — LES SENTIMENS LES PLUS SACRÉS DE LA NATURE SACRIFIÉS A L'AMOUR DU BIEN PUBLIC. — FERMETÉ HÉROIQUE DU SAUVEUR DES ROMAINS.

« La loi ne peut jamais ce que le droit » commun et le bon sens condamnent, et » encore moins l'établir ou le tolérer contre » l'intérêt public, la raison, la liberté et » l'égalité individuelles, comme feraient les » *distinctions de naissance*, des *corporations*, des *privilèges* et des *avantages particuliers*. Etablir donc dans la constitution » ou par les lois des distinctions tirées de la » naissance, de la propriété ou des professions; partager, d'après elles, les citoyens » en classes, et établir ainsi des droits différens, c'est énoncer tout à la fois les » droits des citoyens, et les en priver, c'est

» dire que le peuple est libre, et qu'il ne
» l'est pas, et se jouer de la bonne foi pu-
» blique dans le plus important et le plus
» auguste des contrats.... Les lois sont le
» conservateur de toutes libertés, et la li-
» berté est la source des bonnes lois : elles
» sont proprement le remède à l'anarchie
» et au despotisme. »

C.-J.-B. Bonnin.

Suivons maintenant Tarquin dans son exil et dans ses constans efforts pour ressaisir le pouvoir qu'il avait si indignement usurpé, et dont il fut si justement dépouillé. Ici de nouvelles scènes des plus intéressantes vont se dérouler à nos yeux : le despotisme va se présenter à nous sous des formes toute particulières; de sa fierté, il va descendre aux prières, aux supplications les plus humbles, et jusqu'aux larmes. Nous allons le voir allant mendier parmi les ennemis de sa patrie des armées qui lui procurent de nouveau le plaisir de faire le bonheur de ses sujets. Nous le verrons désirer le bonheur de son peuple avec une ardeur assez grande pour vouloir en exterminer les trois quarts, et même plus, à l'effet de l'imposer au reste.

Aux moyens ignobles, vils, sanguinaires et barbares, mis lâchement en usage par le despotisme pour satisfaire son inextinguible soif de régner, se trouveront opposés ces exemples édifians de noblesse, de grandeur d'âme et de probité fournis par l'amour sacré de la patrie. Cette opiniâtre lutte entre ces deux ennemis éternels est, sans contredit, ce qu'il y a de plus propre à faire concevoir une idée parfaite du caractère de l'un et de l'autre. Le despote Tarquin aux prises avec ces fiers et magnanimes Romains, qui combattirent avec tant de gloire au nom seul de la liberté, pour asseoir solidement les bases de leur imposante république, sera toujours pour les nations une leçon éloquente et entraînante, qui ne pourra manquer de leur inspirer à la fois la haine du despotisme et l'amour de ces institutions sages, qui seules conviennent à la dignité de l'homme, et sans lesquelles il ne peut exister de félicité réelle pour lui.

Pendant que les consuls, le sénat et le peuple romain achevaient d'asseoir la république sur des bases solides, sur de sages lois ; pendant que Rome s'occupait activement du bonheur de ses enfans, Tarquin parcourait les différentes villes de l'Italie pour faire entrer quelque peuple dans ses intérêts, et en obtenir des secours pour rentrer dans Rome. Après bien des recherches et des refus humilians, les Etrusques, dont il tirait son origine, consentirent à embrasser son parti, et il fut arrêté que des ambassadeurs seraient envoyés près le peuple romain.

Leur première demande fut que les Romains daignassent consentir à ce que Tarquin se présentât devant le peuple, à l'effet de justifier de sa conduite. Cet acte de bassesse et de fourberie réunies ne fut accueilli que du plus souverain mépris.

Tarquin fit ensuite demander que, puisque le peuple rejetait cette première proposition, il voulût bien consentir à lui rendre les biens qu'il possédait dans Rome, promettant de vivre tranquillement dans quelque coin de l'Italie, et de ne jamais rien tenter contre la liberté et la félicité des Romains.

Quelque mal acquis qu'eussent été ces biens, quelque pensée hostile secrète que renfermât cette demande, pensée qu'avait bien prévue la sagacité de Brutus, le peuple romain était trop généreux pour refuser des moyens d'existence à son ancien tyran, et il fut décidé qu'on les lui ferait passer.

Les ambassadeurs, pleins de joie, écrivirent aussitôt à Tarquin d'envoyer des personnes de confiance auxquelles ils pussent remettre ses effets. Quant à eux, ils restèrent encore quelque temps à Rome, prétextant que leur présence y était indispensable pour veiller au transport des meubles; mais en réalité, pour y tramer une conspiration en faveur du vieux despote (il avait alors 75 ans), d'après les instructions qu'ils en avaient reçues.

Sous un gouvernement basé sur l'égalité, le mérite seul pouvait conduire aux honneurs et aux dignités de l'état. Les citoyens romains devaient, pour y parvenir, prouver qu'ils en étaient réellement dignes. La régularité de la conduite, la sagesse, la prudence, la probité, la valeur, le patriotisme, l'art et les vertus militaires, les talens oratoires : telles étaient les qualités qu'il fallait offrir au peuple romain pour mériter ses suffrages. Tant de titres de recommandation ne pouvaient s'obtenir sans travail, sans peine, sans sacrifices, sans de sévères épreuves; tandis que sous le despotisme, l'on trouve dans son dévoûment à ses caprices, dans sa naissance, dans ses vices mêmes, des élémens sûrs de réussite, de prospérité, de jouissances, d'honneurs, etc. Tels sont les hommes que l'absolutisme désigne sous les noms de *seigneurs*, *favoris*, *soutiens du trône*, *gloire de l'État.* De tels sujets naissent toujours avec les talens les plus éminens, et constituent infailliblement des hommes du premier mérite, quelles que puissent être leur incapacité et leur ineptie.

Vingt-cinq années de despotisme, de corruption et d'exemples scandaleux fournis par Tarquin et ses fils pervers et débauchés, avaient infesté Rome d'une jeunesse nombreuse, ou plutôt d'une noblesse à la Tarquin, non moins ambitieuse et hautaine, que livrée aux vices et à la bassesse, laquelle, conséquemment, ne devait se plier qu'avec répugnance au joug des vertus d'une république telle que celle du peuple romain. C'est parmi cette noblesse que les ambassadeurs de Tarquin organisèrent la conspiration.

Telle était la vertu rigide de Brutus, que ses propres enfans ne pouvaient espérer d'obtenir à Rome d'autre rang que celui qu'ils sauraient se créer par leur mérite personnel. N'ayant pu s'occuper convenablement de leur éducation pendant le long espace de temps qu'il s'était condamné à paraître inepte, ceux-ci avaient dû se laisser entraîner par le torrent, prendre du goût pour les mœurs des enfans de Tarquin; aussi ce noble républicain eut-il la douleur de voir deux de ses fils entrer dans la conspiration ourdie en faveur de l'abolition de la liberté. On y vit de plus figurer deux Vitellius, fils d'une sœur de Collatin et frères de la femme de Brutus; deux Aquilius, fils d'une autre sœur du même Collatin. Les réunions avaient ordinairement lieu chez ces derniers, et il y assistait un très-grand nombre de ces jeunes compagnons des fils de Tarquin, lesquels avaient toujours vécu dans une grande licence, protégés du crédit de ces princes. Les ambassadeurs eux-mêmes assistaient à leurs assemblées nocturnes.

Il est curieux de connaître les raisons qu'ils faisaient valoir eux-mêmes pour excuser leur crime et s'encourager au coup hardi qu'ils méditaient, lequel n'allait à rien moins qu'au meurtre des deux consuls et de tous les républicains les plus recommandables de Rome. Il me semble entendre parler la féodalité euro-

péenne : « Un Roi absolu, disaient ces hommes
» habitués aux douceurs et aux distinctions
» flatteuses de la cour corrompue de Tarquin,
» un roi absolu est un homme dont on peut
» se flatter d'obtenir ce qu'on lui demande,
» quand on a le bon droit pour soi, et lors
» même qu'on ne l'a pas. On peut, à sa cour
» prétendre à la faveur et aux bienfaits.
» Si quelquefois il se met en colère, il sait
» aussi pardonner. Il ne manque jamais d'é-
» tablir une distinction convenable entre ses
» amis et ses ennemis. Les lois, au contraire,
» toujours inflexibles et inexorables, devien-
» nent plus salutaires aux faibles qu'aux puis-
» sans. La fragilité humaine est si grande,
» qu'il serait dangereux d'attendre sa sûreté
» de sa conduite et de son innocence. »

La veille du départ des ambassadeurs pour Céré, où Tarquin attendait avec impatience des nouvelles du résultat de leurs condamnables tentatives près la jeune noblesse de Rome, les conspirateurs et ces derniers firent un grand repas chez les Aquilius, neveux du consul Collatin. Après ce repas, qui se prolongea fort avant dans la nuit, ils firent retirer tous les domestiques, et, se croyant seuls, firent tous serment d'immoler les consuls, ainsi que les principaux citoyens, et de replacer le diadême sur la tête de Tarquin. Ces jeunes gens, dit Plutarque, pour se lier plus fortement, immolèrent un homme, jurèrent sur ses entrailles fumantes, trempèrent même leur vin de son sang, et se passèrent l'un à l'autre cet horrible breuvage. Liés par un tel serment, ils eurent l'imprudence, ou plutôt, comme le dit Denys d'Halicarnasse, les dieux, protecteurs des Romains, les aveuglèrent au point de leur faire donner une preuve irrécusable de leur conspiration contre la liberté, en écrivant de leur propre main des lettres que les ambassadeurs devaient remettre au tyran, et dans lesquelles ils lui faisaient connaître le plan de leur conspiration, le jour qu'ils avaient choisi pour la mettre à exécution, et le nom de tous ceux qui lui avaient été assez dévoués pour se joindre à eux.

Heureusement pour la république, un esclave nommé Vindicius, et dans le cœur duquel germait l'amour de la liberté, avait conçu quelque soupçon. Jaloux de l'éclaircir, il se tient à l'entrée de la salle, entend leurs entretiens, et voit même écrire les lettres, à travers les fentes de la porte. S'étant échappé, il vole vers les consuls, leur faire part de tout ce dont il vient d'être témoin oculaire et oriculaire. Ceux-ci prennent immédiatement des soldats, se dirigent sans bruit vers les conjurés, entrent brusquement dans la salle, s'emparent des lettres, les lisent, et envoient tous les conspirateurs en prison.

Dès le lendemain, les consuls convoquent le peuple, montent sur leur tribunal, et se font amener les traîtres. L'accusation est intentée dans toutes les formes voulues par la justice et les lois, le témoin est entendu, les lettres écrites à Tarquin sont lues publiquement, et les accusés sont priés de se défendre. Mais, qu'opposer à de telles preuves de culpabilité, à ces lettres écrites de leur propre main? — Dans quelle cruelle position se trouvait un père forcé, par sa charge, à prononcer sur le sort de ses propres enfans! Les absoudre, c'est encourager à la révolte par un dangereux exemple, et perdre Rome à l'aurore de sa liberté; les condamner à mort, c'est étouffer tout sentiment de tendresse paternelle; et certes, Brutus chérissait ses enfans de l'amour le plus sincère : les exiler, c'est envoyer de nouvelles forces aux ennemis de la patrie.

Assis sur son lit de justice, Brutus interroge ses deux fils avec toute la fermeté qui convenait au premier magistrat de Rome, dans l'exercice de ses fonctions. Trois fois il les somme de se justifier; mais ils ne lui répondent que par des sanglots et des soupirs. Chacun est glacé d'effroi; et un silence d'horreur règne dans toute l'assemblée..... Quelques voix se font entendre : *Bannissez-les! bannissez-les!!* Valérius ne disait mot, et Collatin fondait en larmes. Le peuple entier partageait cet attendrissement. Encore une fois, quelle affreuse position pour un père, un magistrat esclave de son devoir, un citoyen dans le cœur duquel l'amour de la patrie ne brûlait pas moins que celui de son sang!!!

Enfin, le devoir triomphe, et la patrie l'emporte : « Licteurs, dit Brutus d'une voix ferme, » je vous livre mes fils : exécutez la loi. »

Cette pénible sentence prononcée, il restait à Brutus à remplir une autre fonction non moins douloureuse pour son cœur paternel : celle de présider à l'exécution de ses coupables enfans. Ils sont dépouillés de leurs vêtemens, frappés de verges jusqu'au sang, et décapités. Brutus, ayant rempli les fonctions auxquelles la qualité de premier consul l'obligeait et satisfait le devoir que lui imposaient sa conscience et le bien de la patrie, quitte le tribunal, et abandonne le reste à Collatin, son collègue.

Collatin, auquel il n'était point donné de porter la fermeté républicaine à un si haut degré que Brutus, se laisse ébranler quand il s'agit de condamner ses neveux, et il était même disposé à leur accorder un jour pour se justifier. De plus, il allait remettre l'esclave entre les mains de ses maîtres, ce qui était l'envoyer à une mort certaine. Le vertueux Valérius, qui avait pris cet esclave sous sa protection, s'y oppose fortement, et rappelle Brutus pour terminer le différend.

L'inflexible Brutus remonte sur son tribunal, et s'exprime en ces termes : « Jusqu'à » présent, dit-il, je n'ai agi qu'en père. C'est » en vertu de mon autorité paternelle que j'ai » condamné mes fils. Maintenant, il me reste » à consulter l'assemblée sur trois points. » Quel châtiment infligera-t-on aux conju- » rés? Quelle conduite tiendra-t-on envers » les ambassadeurs? Quelle sera la récom- » pense de l'esclave? » Tous les coupables furent condamnés et exécutés à l'instant même; les ambassadeurs renvoyés sains et saufs, par respect pour le droit des gens; l'esclave Vindicius affranchi, déclaré citoyen romain, avec droit de suffrage dans la tribu qu'il lui plairait de choisir, et gratifié d'une forte somme d'argent.

D'abord, le premier sentiment dont l'âme se trouve pénétrée à la vue de la sévérité de Brutus dans cette mémorable cause, ne peut être que la plus profonde horreur pour la cruelle sentence qu'il prononça contre ses deux fils. Quelle monstrueuse insensibilité que celle d'un père condamnant ses propres enfans au dernier supplice, et présidant lui-même à leur exécution!

Tel ne fut pas cependant le sentiment du peuple romain au sujet de la conduite de Brutus, et elle fut, au contraire, le plus bel exemple de justice et de patriotisme qui pût être offert à une nation. Quelle plus grande preuve de patriotisme, en effet, l'esprit humain peut-il concevoir, que cet étonnant sacrifice des sentimens les plus tendres, les plus naturels, les plus chers et les plus sacrés en faveur de la liberté et du bien de son pays! Aussi, cet acte d'héroïsme produisit-il sur le peuple romain une impression si profonde, que jamais il n'en perdit un seul instant la mémoire. La liberté, se sont-ils écrié naturellement, est donc le plus précieux des biens, pour que le plus vertueux des hommes se dévoue à un si étrange sacrifice pour nous la conserver!

« Que faut-il penser, dit Rollin, de l'ac-
» tion de Brutus, lorsqu'il fit mourir ses en-
» fans? Est-ce en lui fermeté? Est-ce insen-
» sibilité? Doit-on louer l'amour de Brutus
» pour sa patrie? Doit-on détester sa cruauté
» à l'égard de ses enfans? Il fait ici deux per-
» sonnages : celui de consul et celui de père ;
» et il en doit également remplir les obliga-
» tions. Comme homme public, il n'envi-
» sage que les intérêts de l'Etat. Il est vive-
» ment touché du péril extrême que sa patrie
» venait de courir, et dont elle n'avait été
» delivrée que par une protection du ciel qui
» semblait presque miraculeuse. Le nouveau
» gouvernement ne plaisait pas à tout le
» monde. Tarquin avait dans Rome un grand

» nombre de créatures : la conjuration en
» était une preuve. Brutus, en épargnant ses
» enfans, ne pouvait plus punir aucun des
» autres coupables. La même indulgence qui
» leur aurait sauvé la mort pouvait engager à
» les rappeler de leur exil. Leur retour dans
» la ville laissait tout à craindre de la part de
» jeunes gens d'un si haut rang, perdus de
» débauche, qui avaient été capables de for-
» mer un complot qui n'allait à rien moins
» qu'à faire périr et leur père et leur patrie.
» Brutus voulait jeter la terreur dans les es-
» prits. Il voulait aussi inspirer aux Romains
» pour toujours une haine souveraine et irré-
» conciliable de la royauté et de la tyrannie.
» Un simple exil ne produisait point ces ef-
» fets. Mais un père contraint de verser lui-
» même le sang de ses propres enfans, était
» un spectacle dont le souvenir ne pouvait
» jamais s'effacer, et dont l'horreur devait
» passer à tous les siècles futurs. Ce fut, en
» effet, l'impression que laissa dans les es-
» prits cette sanglante exécution, qu'on peut

» dire, en un certain sens, avoir été depuis
» toujours présente aux yeux des Romains.

» Elle coûta sans doute beaucoup à sa ten-
» dresse paternelle ; et c'est ce que Tite-Live
» marque admirablement par ces mots, *emi-*
» *nente animo patrio inter publica pœna*
» *ministerium*. Elle parut, cette tendresse,
» d'une manière bien sensible dans ses yeux,
» sur son visage et dans tout son maintien :
» *eminente animo patrio*. Il y eut un rude
» combat entre l'amour d'un père pour ses
» enfans, et l'amour d'un consul pour sa
» patrie. Celui-ci, enfin, l'emporta. »

Vincet amor patriæ, laudumque immensa cupido.
VIRGILE.

Vois ces Tarquins si fiers, ces tyrans des Romains,
Et Brutus arrachant les faisceaux de leurs mains ;
Brutus, des saintes lois vengeur inexorable,
Le premier tient en main la hache redoutable.
Des Romains le premier il affermit les droits,
Et gouverne en consul où commandaient des rois :
Mais contre son pays sa famille conspire ;
Ses deux fils au tyran veulent rendre l'empire :

Tous deux sont immolés. O père malheureux !
Quoique doivent un jour en penser nos neveux,
La nature gémit ; mais la gloire est plus forte ;
Le père en lui se tait, et le Romain l'emporte.

Traduction de J. Michaud.

CHAPITRE XXXII.

LE DESPOTISME ET L'AMOUR DE LA LIBERTÉ. — LE PATRIOTISME ÉTUDIÉ DANS SES ACTES LES PLUS NOBLES ET LES PLUS HÉROIQUES. COCLÈS. — CORDUS. — TARQUIN. — MORT DE CE DERNIER.

Crois-moi, la liberté, que tout mortel adore,
Que je veux leur ôter, mais que j'admire encore,
Donne à l'homme un courage, inspire une grandeur,
Qu'il n'eût jamais trouvés dans le fond de son cœur.
Sous le joug des Tarquins, la cour et l'esclavage
Amolissaient leurs mœurs, énervaient leur courage;
Leurs rois, trop occupés à dompter leurs sujets,
De nos heureux Toscans ne troublaient point la paix:
Mais si ce fier sénat réveille leur génie,
Si Rome est libre, Albin, c'est fait de l'Italie.

VOLTAIRE.

DÉSESPÉRANT de réussir par les menées sourdes et les conspirations, Tarquin résolut de tenter le sort des armes pour rentrer dans

Rome, et il alla, pour cette fin, solliciter des secours auprès des habitans de Véiës et de Tarquinie, lesquels aspiraient, les uns à venger les injures qu'ils croyaient avoir reçues des Romains, les autres à l'honneur de voir régner sur ce peuple un prince originaire de leur ville.

Le combat, entre ces deux peuples et les Romains, commença par la cavalerie. Celle de l'ennemi était commandée par Aruns, fils de Tarquin, et la cavalerie de Rome par Brutus. À peine ils s'aperçurent, que, se précipitant l'un vers l'autre avec une égale ardeur, tous deux se blessèrent si violemment, qu'ils tombèrent morts de leur cheval. On se battit ensuite long-temps avec beaucoup d'acharnement de part et d'autre; mais enfin la valeur du peuple romain l'emporta, et il rentra triomphant dans Rome, avec le corps du vertueux Brutus, auquel on fit les plus magnifiques funérailles. Les dames romaines en portèrent le deuil pendant une année entière. — Cette seconde tentative de Tarquin pour ressaisir son injuste pouvoir coûta trente mille hommes aux assaillans, et à peu près autant aux Romains.

Ce combat sanglant avait privé Rome d'un dixième de sa population. Tant de sang répandu devait bien attendrir le cœur de Tarquin, et l'engager à renoncer enfin à la prétention de régner sur un peuple que ses injustices et l'amour de la liberté avaient forcé de l'expulser de son sein. Mais le cœur féroce de ce prince sanguinaire pouvait-il se montrer accessible à quelque sentiment tendre et généreux?

Rome se relevait à peine de sa dernière perte sous le consulat du magnanime P. Vàlérius Publicola (dont nous exposerons la vie politique dans le dernier chapitre de cet ouvrage); Rome commençait à peine à goûter les doux fruits de la liberté, et à voir s'asseoir la base de sa prospérité, ainsi que de sa grandeur future; et Tarquin ne cessait d'aller mendier de ville en ville des troupes ennemies, pour tenter encore une fois de lui imposer ses pesantes chaînes. Plus elle devenait florissante, plus le bonheur s'offrait à elle pour la consoler de ses maux passés, plus le monstre se sentait animé du désir de venir porter le trouble et la désolation dans son sein.

Porséna, roi d'Etrurie, le plus puissant comme le plus ardent ennemi de la prospérité naissante des Romains, finit, après bien des supplications de la part de Tarquin, par embrasser le parti de ce prince. Il est curieux d'entendre une partie du discours que lui adressa le despote pour l'entraîner dans ses infâmes projets : « Souffrirez-vous, Por-
» séna, qu'un roi qui s'est toujours glorifié
» de tirer son origine d'Etrurie, languisse avec
» sa famille dans le plus cruel et le plus hon-
» teux des exils? Souffrirez-vous impuné-
» ment, ô grand roi, ce droit et cette habi-
» tude que les peuples prennent d'expulser
» leurs souverains? Nous verrons bientôt tous
» les peuples secouer le joug de l'obéissance,
» et renverser les trônes, si les souverains ne

» déploient autant de zèle à soutenir leur » pouvoir que ceux-ci en mettent à le dé» truire, pour se procurer la liberté. Toute » grandeur, toute supériorité, toute élévation, » choquent la fierté républicaine. On cher» che partout à établir la plus parfaite égalité » entre les grands et les petits. Partout on » veut abolir la royauté ; et cependant, que » peut-on imaginer de plus grand, de plus » respectable et de plus sacré que la monar» chie, tant parmi les hommes que parmi les » dieux ! »

Emu par ce discours, et guidé par la haine qu'il portait aux Romains, Porséna vient avec une armée formidable jusqu'aux portes de Rome, attaque le Janicule, et s'en empare au premier assaut, par la grande supériorité de ses forces ; l'armée romaine se replie vers les bords du Tibre, qui défendait Rome du côté de l'attaque. L'ennemi arrive presque aussitôt qu'elle, et l'engagement général a lieu immédiatement. Au plus fort du combat, les consuls P. Valérius Publicola et Lucrétius, dont la valeur les faisait voler partout où il y avait le plus de dangers, se trouvent grièvement blessés. Privée de ses chefs, l'armée romaine plie, est mise en déroute, et forcée de prendre précipitamment la fuite dans le plus grand désordre : elle se sauve dans Rome par un pont qui se trouvait près du théâtre de l'action, et Porséna va, sans coup férir, traverser le même pont, et se rendre maître absolu de la ville.

Mais Rome va être sauvée par un seul homme, dont la valeur et le courage héroïques seront pour la ville un rempart plus solide et plus sûr que ne l'auraient été les murailles les plus hautes et les plus épaisses. Cet homme est P. Horatius Coclès, descendant de ce fameux Horatius qui défit les trois Albains, l'homme le mieux fait et le plus intrépide des Romains. « Fuyards, s'écrie-t-il, » rompez le pont derrière moi, je vais en dé- » fendre la tête. » Deux Romains seulement osent l'accompagner, et seuls ils font face à l'armée entière, pendant que l'on rompt le pont derrière eux.

Voyant qu'il ne reste plus qu'un petit passage sur le pont, « Retirez-vous, dit Horatius à ses compagnons ; allez vous mettre » en sûreté : la mort d'un seul Romain suffit » à la victoire. » Alors il reste seul contre une armée entière : son intrépidité n'en acquiert que plus de force. Lançant des regards terribles sur les ennemis, qu'un tel acte d'héroïsme frappe de stupéfaction, il les provoque, tantôt en masse, tantôt à un combat singulier : « Vils esclaves de tyrans superbes et » orgueilleux, leur criait-il avec force, non » contens d'enchaîner votre propre liberté, » vous voulez la ravir à ceux qui ont le cou- » rage de la conquérir ! »

Jusque-là la grêle de traits qui ont été lancés contre lui sont venus s'émousser sur son immense bouclier : les ennemis vont s'élancer sur lui et l'accabler par le nombre. Heureusement, Horatius, ayant la satisfaction de voir que le pont est entièrement rompu, et l'ennemi mis ainsi hors d'état de pénétrer dans Rome, se précipite avec ses armes dans le Tibre, et regagne, sain et sauf, l'autre bord en nageant, où il n'est pas besoin de faire remarquer qu'il est reçu par l'armée comme le sauveur de la patrie.

La première tentative ayant échoué, Porséna fait le siége de Rome, et porte le ravage dans toutes les campagnes environnantes. Bientôt après, il change le siége en blocus, certain par-là de pouvoir prendre la ville par la famine.

Attaquée et bloquée au dépourvu, ayant, sans provisions, plus de trois cent mille hommes à nourrir, la ville se trouvait en proie à la disette la plus affreuse. Dans cet état de détresse, arrivent à Rome des ambassadeurs de Porséna, venant annoncer que ce roi est disposé à lever le siége et à se retirer, si les Romains veulent consentir à recevoir leurs anciens rois. Le sénat, l'armée, le peuple assemblé, leur donnent pour toute réponse :

« Nous préférons tous périr dans les horreurs » de la faim, que de nous voir replacés sous » le joug de l'esclavage et de l'oppression. »

Dans cet état de détresse, un romain, nommé C. Mucius Cordus, jeune homme d'un courage non moins intrépide qu'Horatius Coclès, et issu d'une des plus recommandables familles de Rome, conçoit le projet de sauver seul sa patrie. Il demande et obtient la permission de passer dans le camp des ennemis, ayant exposé qu'il médite en faveur de son pays un coup des plus décisifs et des plus hardis, qu'il ne peut pour le moment faire connaître à personne. Il s'habille en Toscan, part et parvient jusqu'au camp de Porséna sans avoir fait naître le moindre soupçon.

Mucius trouve même le moyen de s'introduire dans la tente du roi, qu'il trouve occupé à faire la paie de ses troupes, accompagné d'un secrétaire, vêtu à peu près comme son chef. Mucius ignore lequel des deux est le roi, et n'ose pas s'en informer, dans la crainte d'éveiller des soupçons sur sa personne. Cependant, voyant que les soldats s'adressent plus souvent au secrétaire qu'au prince, il le prend pour le roi, et le tue d'un seul coup de poignard qu'il avait eu soin de tenir caché.

Saisi sur-le-champ, malgré sa vive résistance, Mucius est traduit devant le tribunal du roi, et mille supplices affreux s'offrent à ses regards. Néanmoins, sa constance ne l'abandonne point, et il porte sur tout ce qui l'entoure les regards les plus terribles et les plus foudroyans. « Qui es-tu? lui dit Porséna saisi » d'effroi. D'où viens-tu? Quels sont tes com- » plices? Mucius, élevant fortement la voix, lui répond : « Je suis Romain, et m'appelle » C. Mucius. Je ne suis venu dans ton camp » qu'avec l'intention de tuer l'ennemi de ma » patrie. Je sais que la mort ne peut manquer » de me frapper dans quelques instans; mais » je ne montrerai pas moins de courage à la » souffrir que je n'en ai marqué pour venir » la porter dans ton sein. C'est une vertu

» chez les Romains, de souffrir avec constance
» et avec intrépidité. Ne crois point que je
» sois le seul qui ai conspiré contre tes jours :
» un grand nombre d'autres romains aussi
» déterminés que moi aspirent à la gloire de
» t'immoler aux dieux infernaux. Prépare-
» toi donc à des alarmes continuelles, à te
» voir à chaque instant exposé à perdre la
» vie, à trouver toujours près de ta tente un
» ennemi secret prêt à te l'arracher. Voilà la
» guerre que te déclare la jeunesse romaine.
» Ne crains point de bataille générale : toi
» seul seras attaqué, et tu n'auras à te défen-
» dre que contre un seul ennemi. »

Notons que de tels principes étaient loin d'être en vigueur chez le peuple romain : ces vertueux citoyens étaient trop magnanimes et trop généreux pour combattre par d'autres voies que celles autorisées par le droit des gens et les lois de la guerre, ainsi qu'ils en ont donné des preuves convaincantes en des milliers de circonstances. Malgré la déplorable situation dans laquelle Rome se trouvait plongée, Mucius n'eut jamais obtenu son adhésion au régicide qu'il méditait, s'il lui eut fait part de son projet. L'action de ce jeune romain est sans doute l'un des plus beaux exemples de patriotisme qui nous soit offert pour les fastes de l'histoire, mais sous le rapport seulement du but louable qu'il se proposait et de son énergique courage, nullement sous celui de la moralité de l'acte en soi-même. Le plus pur patriotisme a aussi ses erreurs et ses maladies. Non suffisamment éclairé et poussé à un trop haut point d'exaltation, il peut dégénérer en frénésie. — Encore une fois, de telles dispositions ne sont jamais communes à un peuple. Une nation assemblée ou véritablement représentée ne pourra jamais commettre un crime. La mort du vertueux Louis XVI, par exemple, n'a pas été et ne pouvait être l'œuvre des Français. La France n'était point alors représentée, et ce serait la calomnier que de l'accuser d'avoir trempé dans sa condamnation, sous quelque rapport que ce soit. Notre patrie se trouvait, dans ces temps de terreur, placée sous le joug d'un despotisme d'autant plus funeste et plus redoutable, qu'il dictait ses lois sanglantes sous le manteau attrayant de la liberté. Si les Français se fussent trouvés autour de leur monarque, ils en eussent reçu avec reconnaissance les sages institutions que son cœur paternel le portait naturellement à donner à une nation chez laquelle les progrès des lumières avaient développé de nouveaux besoins, et ils n'eussent pas été privés, pendant près de vingt-cinq ans, de ce code sublime de leurs libertés, par lequel leurs droits (eu égard aux modifications que doivent apporter la différence de population, d'étendue de pays, d'opulence, etc., etc.), ne sont pas moins clairement établis et non moins étendus qu'ils ne l'étaient même chez les peuples les plus libres de l'ancienne Grèce. « La monarchie, dit J.-J. Rousseau, » ne convient qu'aux nations opulentes ; l'a» ristocratie, aux états médiocres en richesse

» ainsi qu'en grandeur; la démocratie, aux » états petits et pauvres..... A proprement » parler, il n'y a point de gouvernement » simple. Il faut qu'un chef unique ait des » magistrats subalternes; il faut qu'un gou- » vernement populaire ait un chef....... » Un peu d'agitation donne du ressort aux » âmes. »

Indigné et épouvanté de la réponse de Mucius, le roi ordonne qu'on l'environne de flammes, pour le forcer à s'exprimer d'une manière plus circonstanciée. Loin d'être effrayé par un tel spectacle, le Romain porte la main dans un brasier ardent, et parle ainsi à Porséna : « Vois comment savent mépriser » leur corps, ceux dont l'esprit ne vise qu'à » une gloire immortelle ! Vois la manière » dont je me punis de mon erreur, en ne » frappant que ton scribe. »

Déjà les flammes avaient dévoré les chairs presque jusqu'aux os, sans que Mucius parut en ressentir la moindre douleur. Porséna, ne pouvant supporter la vue d'un tel spectacle, descend de son tribunal, fait arracher Mucius du brasier, et lui adresse ces paroles : » Retire-toi, jeune homme encore plus cruel » envers toi-même qu'ennemi de ma per- » sonne. Je t'encouragerais à persévérer dans » des sentimens si nobles, s'ils se dirigeaient » vers le service de mon pays. Retourne à » Rome, sans craindre les supplices que les » lois de la guerre me donnent le droit de » t'infliger. »

Frappé du danger qu'il venait de courir, et de ceux auxquels il allait se voir exposé chaque jour, Porséna ne s'occupe plus que de conclure la paix, et la fait proposer à des conditions nullement défavorables aux Romains. On la conclut ; des ôtages de part et d'autre sont donnés ; Rome est sauvée, et les Tarquins sont encore une fois frustrés dans leurs condamnables espérances.

Rien ne pouvait arrêter Tarquin dans la poursuite de ses projets criminels, et il parvint encore à susciter une nouvelle guerre aux Romains ; mais elle ne servit qu'à lui donner la douleur de voir ses derniers fils périr sur le champ de bataille.

Dans un temps de crise où Rome avait le besoin le plus pressant de l'alliance de Porséna, Tarquin supplia ce roi puissant de faire une nouvelle démarche en sa faveur près le peuple romain. Mais, telle fut la réponse que lui fit celui-ci : « L'affaire de Tarquin est à » jamais décidée : les Romains ouvriraient » plutôt les portes de Rome à leurs plus » cruels ennemis, qu'à leurs anciens tyrans, » qui sont leurs premiers et leurs plus redou- » tables ennemis. Renoncez pour jamais à » nous faire des propositions contraires à notre » liberté. »

Tarquin avait donné à Porséna lui-même des preuves de la plus profonde hypocrisie et de la plus insigne mauvaise foi. Perdu dans l'estime de ce dernier, abandonné de l'Italie entière, ce despote fut forcé d'aller ensevelir sa honte en Campanie, près le tyran Aristodène, où la mort vint terminer son existence dans sa quatre-vingt-dixième année.

» Il mourut accablé d'années et d'ennui, » observe Rollin, d'après Salluste, Cicé» ron, etc. : il se voyait dans une ville étran» gère, seul, abandonné, sans considéra» tion, sans consolation; reconnaissant, di» sait-il, combien les amitiés sont infidèles. » De telles plaintes lui convenaient bien » mal! Outre que la plupart des riches et des » grands, s'ils ont des amis, n'en ont que » pour la montre et la parade, un tyran qui » n'aime que soi a-t-il droit de prétendre à » avoir jamais de véritables amis? Il lui faut » des adulateurs qui, par de basses flatteries, » le précipitent de vice en vice; qui, dans les » conseils qu'ils lui donnent, ne lui parlent » jamais selon leur sentiment, et qui dispu» tent entre eux à qui réussira le mieux à le » tromper par des discours séducteurs. »

CHAPITRE XXXIII.

SOUVERAINETÉ DES PEUPLES. — LES PLUS BEAUX PRINCIPES DÉMOCRATIQUES MIS EN ACTION PAR UN MAGISTRAT SUPRÊME. — PUBLICOLA.

« La société a pour but la conservation
» physique et morale des hommes.. Comme
» l'homme, le peuple a le droit de veiller à
» sa propre conservation....De l'organisation
» physique de l'homme naissent ses besoins,
» et par eux sa *sociabilité naturelle*, d'où
» dérive la société, conséquemment la *sou-*
» *veraineté des peuples*. »

C. J. B. BONNIN.

« Je ne puis comprendre comment les
» princes croient si aisément qu'ils sont
» tout, et comment les peuples sont si prêts
» à croire qu'ils ne sont rien. »

MONTESQUIEU.

« Le bon gouvernement est celui où les
« citoyens sont élevés dans le respect des
« lois, dans l'amour de la patrie et du
« genre humain, qui est la grande famille. »

FÉNÉLON.

PUBLIUS VALÉRIUS PUBLICOLA, que nous avons vu assister à la triste fin de Lucrèce, contribuer énergiquement à l'expulsion des Tarquins, sauver si généreusement l'esclave Vindicius, etc., ne mérite pas moins d'éloges pour ses vertus patriotiques, que Brutus lui-même. Nous allons, pour achever l'histoire de la grande révolution romaine, faire l'énumération des principaux actes politiques de ce grand citoyen.

Après l'expulsion des Tarquins, à laquelle il prit une part si active, tout semblait concourir à lui assurer le consulat avec Brutus, et quoiqu'on eût donné la préférence à Collatin sur lui, il n'en continua pas moins à servir sa patrie avec le même zèle. Parvenu à cette charge, après que celui-ci eut consenti généreusement à s'en dépouiller pour éviter l'ombrage que portait au peuple romain sa proche parenté avec les Tarquins, il ne cessa de faire concourir son crédit et toutes ses facultés à la consolidation et à l'extension des libertés de Rome. Aussi mérita-t-il quatre fois les honneurs du consulat, ce qui suppose le mérite le plus éminent et les vertus les plus sublimes chez un peuple aussi libre et aussi sévère que les Romains.

P. Valérius s'était fait bâtir une maison sur le mont Palatin, et un grand nombre de citoyens en murmuraient, parce que, dominant sur la place publique, cette maison pouvait servir à favoriser des projets à la tyrannie. Instruit de ces murmures, Publius Valérius convoque l'assemblée du peuple, et lui parle en ces termes : « Combien j'envie » la mort de Brutus, qui, après avoir rappelé » la liberté dans Rome, est mort les armes à » la main pour la lui assurer! Oui, j'ai trop » vécu de quelques jours, puisque j'ai le » malheur de survivre à sa gloire, et de me

» voir, moi, l'un des libérateurs du peuple,
» exposé à être confondu avec les traîtres à
» leur patrie! Quoi donc, la vertu ne sera-t-
» elle jamais à l'abri des soupçons? Aurais-je
» jamais pu imaginer qu'on pût me soup-
» çonner, moi, le plus implacable ennemi des
» tyrans, d'aspirer à le devenir moi-même!
» Mais, quand j'habiterais la citadelle ou le
» capitole, je ne devrais causer la moindre
» inquiétude à mes concitoyens. Soyez en
» repos, Romains, la maison de Valérius ne
» sera jamais un obstacle à votre liberté.
» J'irai demeurer au pied de la colline, pour
» que votre vue puisse dominer sur moi. »
En effet, deux jours après, Valérius avait fait détruire sa maison de fond en comble, malgré les sommes considérables qu'elle lui avait coûté à bâtir. C'est ainsi que les sages et vertueux magistrats ne sont pas moins jaloux d'éviter les apparences du mal, que le mal même.

Bien pénétré de cette éternelle vérité, que les citoyens ne doivent jamais être jugés que par leurs pairs, P. Valérius proposa et fit adopter une loi conçue en ces termes : « Tout » citoyen romain qui aura été condamné à » la peine de mort, à l'exil, à l'amende, » ou à toute autre peine, pourra toujours » interjeter appel par-devant le peuple as- » semblé. Le sénat, le consul, ou tout autre » magistrat compétent qui l'aurait pronon- » cée, ne pourra faire exécuter sa sen- » tence que quand elle aura été ratifiée par » le peuple. » Notons que Publius Valérius était le premier administrateur de la justice de Rome, comme premier consul, et qu'une telle loi lui enlevait une de ses plus belles prérogatives. Mais est-il des sacrifices aux- quels ne porte l'amour sincère du bien public?

Publius Valérius portait le respect dû à la souveraineté du peuple au point que toutes les fois qu'il paraissait dans ses assemblées, il ordonnait à ses licteurs de baisser les fais- ceaux consulaires devant celui-ci.

Une autre loi fut portée, qui prononçait la peine de mort contre quiconque oserait entrer dans la magistrature sans l'assentiment du peuple. Une telle mesure fermait la porte des honneurs à la vaine ambition, ne la laissait ouverte qu'au mérite, qu'au talent, qu'à la vertu. Quels élémens d'émulation, d'encouragement, de perfectionnement et de grandeur! Notons encore ici, pour nous former une juste idée du patriotisme de Valérius, que la nomination aux charges et aux emplois était l'un des plus beaux fleurons du consulat.

Jusque-là, la garde des fonds publics avait été confiée aux rois, aux consuls et au sénat. Un homme aussi sage que P. Valérius ne pouvait ignorer que l'abus d'une telle confiance fût loin d'être incompatible avec la nature humaine. En conséquence, une autre loi fut portée, en vertu de laquelle les deniers de l'Etat seraient déposés dans le temple de Saturne, et commis aux soins de plusieurs questeurs, ou trésoriers, nommés par le peuple seul.

P. Valérius fitporter un grand nombre d'autres lois de la nature de celles des législateurs de Sparte et d'Athènes, et qu'il devient inutile de mentionner ici.

Avec de tels principes et de semblables vertus, P. Valérius était bien certain de régner dans le cœur de ses concitoyens; aussi fut-ce là seulement qu'il crut devoir chercher la sûreté de sa personne. On ne le voyait jamais paraître en public entouré de soldats la hache à la main. Jaloux en même temps de voir que tous ceux qui pourraient obtenir après lui les honneurs du consulat ne cherchassent également leur sûreté personnelle que dans l'affection des Romains, il fit porter cette autre loi : Que les consuls ne pourraient, dans l'enceinte de la ville, faire porter devant eux les *faisceaux consulaires* armés de leur hache, mais seulement hors les murs de celle-ci, c'est-à-dire, en temps de guerre. Ecoutons le célèbre Rollin faire l'éloge de cet illustre magistrat romain.

« Publius Valérius fut, de l'aveu de tout » le monde, le plus grand homme de son

» siècle, et le plus accompli en toutes sortes
» de vertus. Je n'en toucherai ici qu'une, bien
» supérieure à tous les exploits de guerre les
» plus glorieux. Ce romain si digne de gloire,
» qui, soutenu de trois autres patriciens,
» avait délivré Rome de ses tyrans, et fait ven-
» dre leurs biens à l'encan; qui avait été con-
» sul quatre fois; qui, par deux victoires si-
» gnalées, l'une sur les Etrusques, l'autre sur
» les Sabins, avait mérité deux fois, dans ses
» dernières années, l'honneur du triomphe;
» qui, dans des occasions si favorables, au-
» rait pu amasser de grandes richesses, par
» des voies exemptes d'injustice et de repro-
» che, ne se laissa point surpendre à l'ava-
» rice, si capable d'éblouir les yeux et de cor-
» rompre le cœur. Content des biens modiques
» qu'il avait reçus de ses pères, il ne chercha
» pas à les augmenter : il crut avoir assez pour
» élever noblement sa famille, et donner à
» ses enfans une éducation digne de son sang,
» persuadé que les véritables richesses ne con-
» sistaient pas à posséder de grands trésors,

» mais à savoir se passer de peu, et que l'hé-
» ritage le plus précieux et le plus noble qu'un
» père puisse laisser à ses enfans, c'est la gloire
» qu'il a acquise par ses grandes actions et les
» exemples de vertu qu'il leur a donnés. Il ne
» se contentait pas, comme plusieurs philo-
» sophes, de louer la pauvreté : il l'aimait, il
» la pratiquait jusqu'au point de ne pas lais-
» ser en mourant de quoi faire ses funérailles.
» Elles furent célébrées avec magnificence,
» mais aux dépens du public. *Moritur, glo-*
» *riâ ingenti, copiis familiaribus adeò exi-*
» *guis, ut funeri sumptus deesset : de publico*
» *est elatus.* — Quel éloge ! quelle grandeur
» d'âme ! Il meurt dénué de biens, riche en
» vertus et en gloire ! Quel malheur pour no-
» tre siècle que ces sortes d'exemples y soient
» si rares, ou plutôt qu'ils ne s'y voient plus !
» Les plus grands hommes cherchent à faire
» vivre leur mémoire par des titres et des ri-
» chesses qu'ils accumulent avec empresse-
» ment, pour les laisser à des héritiers sou-

» vent peu propres à les faire revivre et à les
» représenter.

» Les dames romaines[1], renouvelant à l'é-
» gard de Publicola ce qu'elles avaient déjà
» fait pour Junius Brutus, prirent toutes le
» deuil, et le gardèrent pendant un an, aussi
» touchées de sa mort qu'elles l'auraient été
» de la mort de leurs plus proches parens.

» On ne voit guère ailleurs d'exemple
» d'un pareil zèle. A Rome, les particuliers
» ne séparaient pas leurs intérêts de ceux du
» public. Ils regardaient les pertes de l'État
» comme les leurs propres; ils en partageaient
» les malheurs, comme s'ils leur eussent été
» personnels et domestiques. Une telle dis-
» position faisait la force de l'État, en liait
» toutes les parties, et en composait un tout
» inébranlable et invincible. Ces sentimens,
» qui se perpétuaient dans chaque maison
» par des exemples vivans, formaient de toute
» la ville de Rome, de toute la république,
» comme une seule famille, dont les femmes

» mêmes faisaient partie, en s'intéressant
» aussi vivement que les hommes au bien
» public. Combien doit-on penser que cela
» contribua à nourrir les enfans dans ces
» sentimens, et à en former dès leurs pre-
» mières années de zélés citoyens! Voilà ce
» qui mérite le plus d'être observé dans la
» constitution de la république romaine,
» parce que c'est ce qui en fait le caractère
» propre et distinctif. »

FIN.

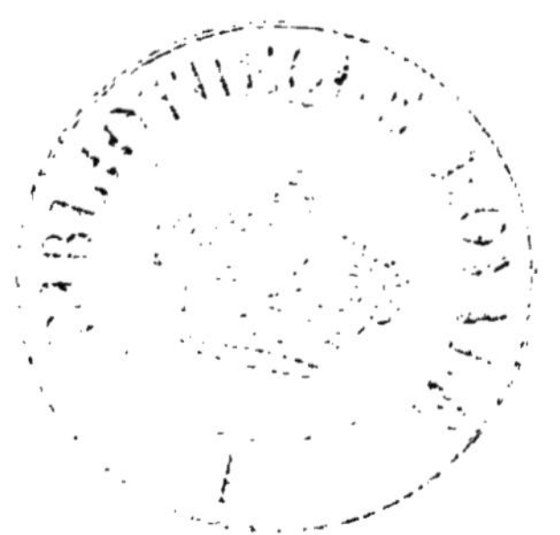

TABLE

DES CHAPITRES.

FIN DE LA TABLE.

www.ingramcontent.com/pod-product-compliance
Ingram Content Group UK Ltd.
Pitfield, Milton Keynes, MK11 3LW, UK
UKHW012001240726
13965UKWH00001B/92

9 782011 760364